DE LA RÉSORCINE
ET DE SON EMPLOI
EN
THÉRAPEUTIQUE

RECHERCHES
EXPÉRIMENTALES ET CLINIQUES

PAR

Hippocrate CALLIAS
Docteur en médecine de la Faculté de Paris,
Ancien externe en médecine et en chirurgie des hôpitaux de Paris,
Médaille de bronze de l'Assistance publique (1880).

PARIS
O. BERTHIER, LIBRAIRE-ÉDITEUR
104, BOULEVARD SAINT-GERMAIN, 104

1881

DE LA RÉSORCINE
ET DE SON EMPLOI
EN
THÉRAPEUTIQUE

RECHERCHES
EXPÉRIMENTALES ET CLINIQUES

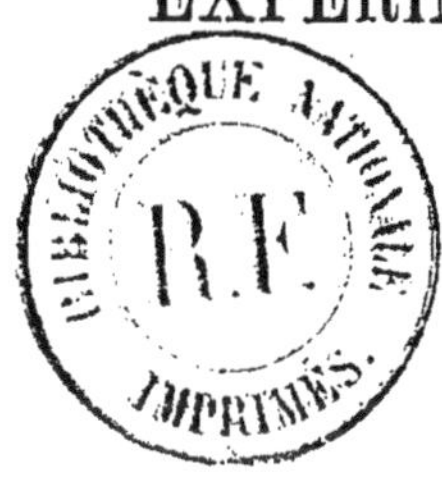

PAR

Hippocrate CALLIAS
Docteur en médecine de la Faculté de Paris,
Ancien externe en médecine et en chirurgie des hôpitaux de Paris,
Médaille de bronze de l'Assistance publique (1880).

PARIS
O. BERTHIER, LIBRAIRE-ÉDITEUR
104, BOULEVARD SAINT-GERMAIN, 104

1881

A LA MÉMOIRE DE MA MÈRE ET DE MON FRÈRE

Regrets éternels.

A MON EXCELLENT PÈRE

Témoignage de ma profonde reconnaissance.

A MES SŒURS ET FRÈRE

A MES PARENTS, A MES AMIS

A MON PRÉSIDENT DE THÈSE

M. LE PROFESSEUR HAYEM
Médecin de l'hôpital Saint-Antoine.

A M. LE DOCTEUR DUJARDIN-BEAUMETZ
Médecin de l'hôpital Saint-Antoine,
Membre de l'Académie de médecine.

A M. LE DOCTEUR PÉRIER
Chirurgien de l'hôpital Saint-Antoine,
Professeur agrégé de la Faculté de médecine de Paris.

Callias.

A M. LE DOCTEUR LANCEREAUX
Professeur agrégé de la Faculté de médecine de Paris,
Membre de l'Académie de médecine.
Médecin de l'hôpital de la Pitié.

A M. LE PROFESSEUR LASÈGUE
Membre de l'Académie de médecine,
Médecin de l'hôpital de la Pitié.

A M. LE DOCTEUR L. LABBÉ
Chirurgien de l'hôpital de Lariboisière.

A M. LE DOCTEUR DE SAINT-GERMAIN
Chirurgien de l'hôpital des Enfants-Malades.

A M. LE DOCTEUR HÉRARD
Médecin de l'Hôtel-Dieu.

DE LA RÉSORCINE

ET DE SON EMPLOI

EN THÉRAPEUTIQUE

RECHERCHES EXPÉRIMENTALES ET CLINIQUES

INTRODUCTION.

A peine quelques années viennent de s'écouler, et déjà la série aromatique, dont le noyau est formé par la benzine, s'est enrichie de plusieurs substances nouvellement découvertes, dont la plupart présentent une importance capitale.

Le nombre considérable de travaux qu'a inspiré l'étude de ces substances, tant en France qu'en Allemagne, atteste cette importance.

Nous pouvons nommer quelques-unes des principales : l'acide phénique ou carbolique, l'acide salicylique, l'acide pyrogallique, etc., et, en dernier lieu, la Résorcine. De ces produits chimiques, les uns sont universellement connus et journellement employés et leur utilité en matière médicale et en hygiène est incontestable; les autres, un peu moins répandus et peu utilisés, ont été pourtant suffisamment étudiés. Tandis que la Résorcine, à peine sortie du domaine de l'industrie, dans lequel elle occupe une des premières places, au point de vue de la fabrication des matières colorantes, et la rivale de l'Aniline, n'a été que très peu étudiée, au point de vue médical.

La place qu'elle occupe dans la série aromatique est très voisine de celle de l'acide phénique, puisque, en comparant leur constitution chimique, nous voyons que l'acide phénique ou carbolique est représenté par la formule atomique C^6H^6O, et la Résorcine par $C^6H^6O^2$. Leur noyau étant formé par la benzine, C^6H^6, dont un atome d'H est remplacé par un oxhydryle (OH) pour constituer l'acide phénique C^6H^5,OH ou monoxhydrylbenzol, tandis que pour former la Résorcine deux atomes d'H sont remplacés par deux OH; par conséquent, la Résorcine $C^6H^4 \left\{ \begin{matrix} OH \\ OH \end{matrix} \right.$ est un dioxhydrylbenzol.

Cette parenté si proche nous a déterminé à expérimenter cette substance et à rechercher si elle présente des propriétés analogues à celles de l'acide phénique.

Cette même idée, M. J. Andeer (1) l'avait eue avant nous; il avait expérimenté cette substance et en avait décrit les propriétés dans un travail paru dernièrement. Les résultats que nous avons obtenus n'ont pas démenti l'espoir que nous avons fondé sur cette substance.

L'impulsion que les remarquables travaux de M. Pasteur ont, depuis quelque temps, donné à la médecine indique clairement la nouvelle voie qu'elle tend à prendre et que doivent suivre les recherches à l'avenir. Mais en prenant connaissance des causes qui engendrent les maladies, comment pourrait-on les combattre ou en diminuer les effets désastreux, si à côté du mal nous n'avions pas des armes propres à donner ce résultat?

En étudiant la Résorcine, nous avons voulu contribuer, autant que nos forces nous le permettaient, à élucider cette question si importante et qui nous conduirait vers le but désiré.

L'acide phénique, connu depuis un petit nombre d'années, n'a pris une extension vraiment immense dans son application chirurgicale que depuis la vulgarisation du pansement de Lister. Mais cette substance n'a-t-elle pas causé souvent des désastres inattendus et inévitables par son usage journalier? Ne serait-il pas utile et humain à la fois d'expérimenter d'autres substances qui, présentant des propriétés analogues, pourraient, à côté d'avantages assez appréciables, ne pas offrir de si graves inconvénients?

(1) J. Andeer. Einleitende Studien uber das Résorcin, etc. Wurtzburg, 1880.

Tel est le but que nous nous sommes proposé en étudiant la Résorcine; l'avenir nous démontrera jusqu'à quel point nous avons pu l'atteindre.

Et, avant d'entreprendre cette étude vaste et épineuse, nous devons exprimer publiquement notre reconnaissance envers notre excellent maître, M. le Dr Dujardin-Beaumetz, dont l'amabilité et la bienveillance sont si bien connues, et qui nous a guidé dans cette étude et a expérimenté la Résorcine sur les malades de son service. Nous adressons aussi nos sincères remercîments à notre maître, M. le Dr Perier, qui a bien voulu expérimenter la Résorcine dans quelques cas de chirurgie, dont le nombre est malheureusement, quant à nous, trop restreint. Car c'est là que doivent se diriger presque toutes les recherches sur cette substance, qui seront entreprises ultérieurement.

Nous avons divisé notre sujet en trois parties distinctes. La première comprend, les propriétés physiques et chimiques de la Résorcine : la seconde, ses propriétés physiologiques et toxiques; et la troisième, son application clinique.

PREMIÈRE PARTIE

CHAPITRE PREMIER.

Avant d'aborder l'étude expérimentale de la résorcine, nous devons dire quelques mots sur son histoire et ses propriétés physiques et chimiques.

Historique. — Vers 1860, deux chimistes viennois, Hlassiwetz et Barth, en traitant par la potasse le galbanum, gomme résine, tirée du peucedanum galbanifluum, avaient découvert dans les produits de leur fusion une substance appartenant à la série aromatique et à laquelle ils avaient donné le nom de *Résorcine*, à cause de son analogie avec l'orcine tirée de l'orseille (1).

Ensuite, la résorcine fut obtenue avec l'asa fœtida, la gomme ammoniaque, le segapenum, l'extrait aqueux du bois de sepan, la résine acaroïde, par fusion avec la potasse. Elle a pu être extraite aussi des eaux mères de la préparation de la brésiline, par distallation (2).

Quelques années plus tard, Kœrner (3), le premier,

(1) Dictionnaire chim. Wurtz.
(2) Bulletin Soc. chim. Paris, 1873, t. XV, p. 210.
(3) Bull. Soc. chim., 1867, t. VII. p. 261.

en fondant le para-iodophénol avec la potasse, avait produit synthétiquement la résorcine, et ensuite, Oppenheim et G. Vogt (1) l'avaient composée à l'aide de l'acide chloroxyphényl sulfureux.

Ce n'est pas ici le lieu d'entrer dans des détails sur ces modes de préparation de la résorcine, les personnes qui s'y intéressent peuvent s'adresser à des traités spéciaux.

Au point de vue physiologique et thérapeutique, la résorcine n'a été expérimentée que depuis un très petit nombre d'années, et encore aujourd'hui le nombre de travaux sur cette substance est excessivement limité.

C'est en 1877, ce nous semble, que le premier travail sur ce sujet parut, par M. J. Andeer, qui plus tard, en 1880, avait publié une dissertation plus complète sur cette matière. Après lui viennent Baumann, Brieger, Soltmann, Lichtheim, et tout dernièrement O. Kahler. Presque tous n'ont fait paraître que de courts articles dans les journaux scientifiques.

C'est sur ces bases que nous allons entreprendre notre travail. Il y a bien des points qui restent encore indéterminés, nous n'avons pas la moindre prétention de les faire connaître tous, nous ne désirons que contribuer à hâter le moment où cette substance pourra prendre place dans la thérapeutique usuelle.

(1) Bull. Soc. chim. 1868. T. X, p. 221.

CHAPITRE II.

Différentes sortes de résorcine. — La résorcine se présente dans le commerce sous trois aspects, qui dépendent uniquement de sa plus ou moins grande pureté.

1° La résorcine commerciale, produit impur et par conséquent dangereux à expérimenter et d'une action inconstante, se présente sous la forme de gros cristaux de couleur grenat et d'odeur phéniquée intense.

2° La résorcine cristallisée en aiguilles prismatiques se colorant légèrement à l'air en rose peu foncé, moins impure que la précédente.

3° La résorcine *médicinale*, chimiquement pure, telle qu'elle est obtenue par le procédé de M. Monnet de (Genève), qui a eu l'extrême obligeance de nous communiquer son procédé de fabrication.

Cette dernière cristallise en aiguilles très fines d'un blanc éclatant; exposée à l'air et à la lumière elle, ne prend aucune coloration et présente une très légère odeur aromatique.

Nous croyons intéressant de faire connaître le procédé par lequel M. Monnet est arrivé à obtenir la résorcine chimiquement pure, et nous ne pouvons mieux faire que de lui laisser la parole :

FABRICATION DE LA RÉSORCINE.

La méthode générale indiquée par M. Wurtz pour la

préparation synthétique des phénols est la seule qui ait reçu une application industrielle.

L'opération porte sur quatre phases principales :

1° Préparation du phénylénédisulfite de sodium.

2° Fusion du phénylénédisulfite avec la potasse.

3° Extraction de la résorcine.

4° Purification.

I. — *Préparation du phénylénédisulfite de sodium.*

Dans un récipient métallique doublé de plomb et muni d'un serpentin ascendant bien refroidi, on chauffe à la vapeur une partie de benzine pure avec quatre parties d'acide sulfurique à 66° jusqu'à dissolution complète de la benzine.

Il se forme de l'acide phénylsulfureux $C^6H^5HSO^3$. Cet acide brut, transporté dans une chaudière de fonte émaillée, est mélangé avec son volume d'acide sulfurique fumant. Le tout est chauffé jusqu'à l'apparition d'abondantes vapeurs blanches. Ce chauffage a pour but de transformer l'acide phénylsulfureux en acide phénylléné disulfureux par la substitution du reste HSO^3 de l'acide sulfurique à un H du radical $C^6H^5HSO^3 + H^2SO^4 = C^6H^4(HSO^3)^2 + H^2O$. L'acide phénylénédisulfureux est séparé de l'acide sulfurique, en traitant le mélange par un lait de chaux jusqu'à réaction alcaline ; le phénylénédisulfite de chaux reste en solution, tandis que le sulfate se précipite. Le sulfate de chaux étant séparé par filtration, la liqueur est ensuite traitée par du carbonate de potasse en léger excès. Il se forme du carbonate de chaux insoluble et du phénylénédisulfite de potasse dont la solution est évaporée à siccité.

La théorie indique trois isomères possibles de l'acide phénylénédisulfureux.

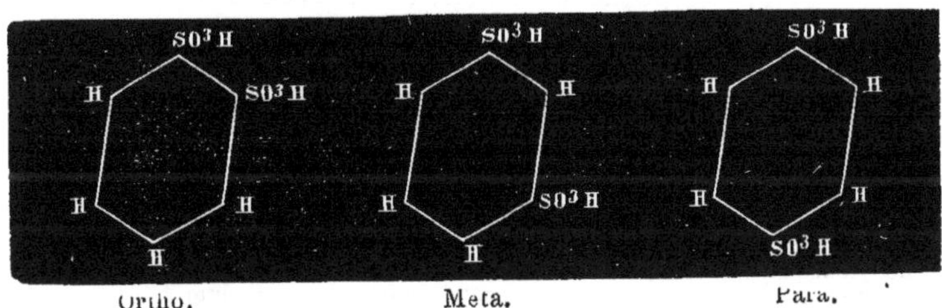

Ortho. Meta. Para.

Correspondant à

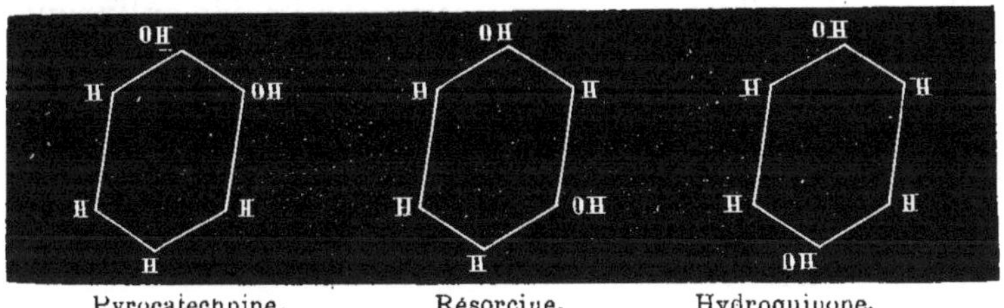

Pyrocatechnine. Résorcine. Hydroquinone.

Dans l'attaque de la benzine par l'acide sulfurique dans les conditions indiquées on n'a pas constaté la formation de l'acide phénylénédisulfureux *ortho*, mais seulement des modifications *meta* et *para*. La résorcine par la position 1, 3, de ses OH, ne devrait dériver que de l'acide *meta*, mais l'expérience a prouvé que le sel de l'acide *para* pendant la fusion donnait aussi de la résorcine, sans doute par transposition intra-moléculaire.

II. — *Fusion.*

Dans une chaudière en fer, peu profonde, chauffée au bain de phénantrène, une partie de phénylénédisulfite de soude ou de potasse est chauffée avec cinq parties de potasse caustique (KOH) à + 250° pendant trois heures. La réaction se passe d'après l'équation :

$$C^6H^4 \begin{matrix} KSO^3 \\ KSO^3 \end{matrix} + 4\,(KOH) = C^6H^4 \begin{matrix} OK \\ OK \end{matrix} + 2\,(K^2SO^3) + 2H^2O$$

Phénylénédisulfite de potassium. — Potasse. — Résorcinate de potassium. — Sulfite de potassium. — Eau.

Le produit de la fusion est dissout à la vapeur dans dix parties d'eau, puis neutralisé par l'acide sulfurique en léger excès ; la résorcine mise en liberté se trouve en dissolution dans la liqueur saline :

$$C^6H^4 \begin{matrix} OH \\ OH \end{matrix} + K^2SO^4 = C^6H^4 \begin{matrix} OH \\ OH \end{matrix} + K^2SO^4$$

Résorcine ; sulfate de potassium. — Acide sulfurique. — Résorcine. — Sulfate de potassium.

III. — *Extraction.*

La solution de résorcine est agitée dans un appareil spécial avec de l'éther ; ce dernier dissout la résorcine et forme avec elle une couche supérieure qui est décantée et privée d'éther par distillation dans un double fond chauffé par la vapeur. Cette extraction avec des appareils spéciaux que nous employons n'offre aucun danger, et pour une production journalière de 120 kilos de résorcine la perte d'éther n'atteint pas 10 kilos. Par le refroidissement, la résorcine cristallise; on la soumet à l'action de la presse, il se sépare une partie liquide sirupeuse et impure; la résorcine séparée de ce liquide constitue le produit industriel.

IV. — *Purification.*

Dans un vase en fonte émaillé, peu profond, chauffé à la vapeur et surmonté d'un vaste récipient de toile maintenu par des cercles de bois, on chauffe la résorcine à + 120°, elle se sublime en aiguilles magnifiques qui viennent tapisser les parois du récipient.

Elle contient encore une très petite quantité de phénol qui est enlevé par un lavage à froid effectué avec de la benzine pure.

La résorcine est alors sous forme de poudre cristalline blanche ne se colorant plus à l'air fondant à 110° et distillant à 272°-275°. Elle possède une faible odeur aromatique qui rappelle celle de l'acide benzoïque, nous la considérons chimiquement pure.

Nous avons eu aussi sous les yeux un échantillon de résorcine médicinale pure, d'un très bel aspect, envoyée à M. Dujardin-Beaumetz, par MM. Hofmann et Schœtensack, fabricants de produits chimiques, in Ludwigshafen a Rhein. Cette résorcine paraît absolument exempte d'impuretés et donne une solution aqueuse très limpide, se colorant aussi graduellement en blond plus ou moins foncé lorsqu'elle est exposée à l'air et à la lumière.

CHAPITRE III.

PROPRIÉTÉS PHYSIQUES ET CHIMIQUES DE LA RÉSORCINE.

Pour bien constater la forme des cristaux de la résorcine, il suffit de prendre une goutte d'une solution aqueuse sursaturée ou d'une solution éthérée étendue, de la déposer sur une lame de verre et examiner au microscope, avec un faible grossissement, la cristallisation au fur et et à mesure de l'évaporisation du liquide. On voit alors se former successivement de longues aiguilles présentant la forme de prismes orthorhombiques, qui, s'adaptant les unes aux autres, dessinent des magnifiques arborescences. Ces aiguilles par leur juxtaposition peuvent aussi prendre une disposition tabelliforme.

Les cristaux purs, d'un blanc éclatant, restent absolument incolores quand ils sont exposés à l'air et à la lumière.

M. J. Andeer (1) dit avoir remarqué que les cristaux de la résorcine frottés ou frappés dans l'obscurité acquièrent une phosphorescence assez marquée. Nous avons observé ce phénomène avec des cristaux parfaitement secs de résorcine pure ; la phosphorescence est passagère ; nous l'attribuons aux mêmes causes qui font jaillir des étincelles lorsqu'on frappe le silex, ou lorsqu'on frotte deux morceaux de sucre blanc dans l'obscurité.

La résorcine possède une très faible odeur rappelant

(1) Loc. cit. p. 1, 2.

celle de l'acide phénique ou de l'acide benzoïque, une saveur sucrée à peine amère et aromatique et produit sur la langue une légère réfrigération.

Elle est fusible à + 99° suivant Hlassiwetz, à 104° suivant Oppenheim et G. Vogt et à 118° suivant Calderon. Son point d'ébullition varie selon les auteurs de 270° à 276°. A 300° elle se sublime.

Eminemment soluble dans l'eau, dans les proportions de 95° p. 100 à la température ordinaire, dans l'éther, l'alcool, la glycérine, la vaseline, etc., elle est insoluble dans le chloroforme et le sulfure de carbone.

La résorcine, en se dissolvant dans l'eau, produit un abaissement notable de la température (Calderon) (1). Les solutions aqueuses, exposées à l'air et à la lumière, prennent au bout de peu de temps une coloration plus ou moins brunâtre, suivant leur degré de concentration et sans altération appréciable. Ce fait est noté aussi pour l'acide phénique, qui se colore en rose foncé; l'acide salicylique qui prend une coloration noire, etc.

La réaction de ces solutions est neutre au papier de tournesol.

Une solution de résorcine mélangée à de l'ammoniaque se colore au bout de quelques heures en noir verdâtre. Cette solution, au bout de quelques jours et au fur et à mesure de la disparition de l'ammoniaque libre, vire au violet très sombre; en la traitant alors par l'éther on en sépare une partie d'un bleu magnifique, et la partie aqueuse conserve une coloration verdâtre foncée.

(1) Journ. chim. et pharm., 4e série, t. XXV, p. 519, 1877.

La solution éthérée, décantée et évaporée, cristallise sous forme d'aiguilles extrêmement fines, disposées en étoiles et presque incolores ou légèrement bleuâtres.

La résorcine, traitée par le perchlorure de fer, se colore en violet foncé magnifique ; par le chlorure de chaux elle donne la même coloration, moins stable.

Une solution de résorcine et de sulfate de soude se colore par le perchlorure de fer en grenat foncé.

Le nitrate d'argent, en présence de l'ammoniaque, est réduit à chaud par la résorcine. Bouillie avec le peroxyde de manganèse et l'acide sulfurique, elle ne donne aucune odeur de quinone, contrairement à ce qui se passe avec l'hydroquinone isomère de la résorcine.

Avec l'acide sulfurique fumant, la résorcine donne une coloration jaune-orange, qui vire graduellement au grenat. En faisant bouillir ce mélange, en présence de quelques cristaux d'acide phtalique, il prend une coloration rouge qui devient bientôt d'un bleu magnifique, et de nouveau d'un rouge brunâtre. Neutralisé par la soude ou l'ammoniaque, il se colore en vert très intense; c'est la *fluorescéine* ou phtaléine de la résorcine. Une ou deux gouttes de ce produit suffisent pour donner à l'eau une fluorescence remarquable. La fluorescéine, par l'addition d'une certaine quantité d'eau bromée, devient d'un beau rouge carmin : c'est l'*éosine*. C'est par l'obtention de ces magnifiques couleur que la résorcine (1) occupe une place importante dans le domaine de la fabri-

(1) Gauthier et Wagner. Chimie industrielle, trad. de l'allem. 1879.

cation des matières colorantes et peut rivaliser avec les couleurs de l'aniline.

Des liquides albumineux, traités par une solution concentrée de résorcine, se troublent immédiatement par la formation probable d'un albuminate de résorcine. Ce composé développe à 120° des vapeurs ammoniacales. Lorsqu'on élève la température à 170°, il se produit une coloration bleu azur, qui couvre d'une couche résineuse les parois de la cornue. Cette matière colorante, que J. Andeer (1) appelle *bleu de résorcine*, se produit aussi par l'action de l'urée sur la résorcine (2). Au-dessus de 170° cette couche bleue disparaît. Elle semble se former surtout lorsque l'air a accès dans la cornue. J. Andeer croit que cette substance n'est pas identique au bleu d'indigo. Ce bleu de résorcine correspond peut-être à ces couleurs bleues que l'on a trouvées dans l'urine, dans plusieurs états pathologiques de notre organisme, comme par exemple, dans la péritonite, le choléra, le typhus et autres maladies analogues, et que l'on a rangées dans le groupe des indigos, dont le bleu de résorcine diffère par son état amorphe et sa solubilité dans l'eau et l'alcool.

La résorcine fournit de nombreux dérivés en se combinant avec le chlore, le brome, l'acide azotique, l'acide azoteux, etc.

En même temps que la résorcine, deux corps isomères de celle-ci, l'*hydroquinone* et la *pyrocatéchine*, prennent place dans la même série aromatique.

(1) Loc. cit. p, 3.
(2) Birnbainn. Bull. Soc. chim. allemande, sept.-oct. 1880.

Nous parlons de ces substances parce qu'il est bien probable, comme nous le verrons plus tard, que la résorcine puisse se transformer, par transposition moléculaire, en une de ses congénères, ou, par décomposition, en l'un de leurs dérivés, en passant par l'organisme animal, puisqu'elle ne peut pas donner naissance à des acides, de même que les autres phénols.

Parmi le grand nombre de propriétés de la résorcine, lesquelles nous venons d'énumérer rapidement, il en est quelques-unes qui nous intéressent d'une manière toute spéciale par leur application utile dans la pratique médicale, tant pour la recherche de la résòrcine dans les liquides excrémentitiels, que pour les avantages incontestables qu'elles présentent au point de vue pharmacologique.

Action de la résorcine sur les tissus vivants.

Nous avons dit que la résorcine mise en contact avec des liquides contenant de l'albumine ou avec l'albumine de l'œuf, coagule celle-ci immédiatement et d'une manière très évidente, mais nous avons oublié de dire que sur les tissus vivants elle produit le même effet. Les tissus cellulaire, musculaire, etc., de translucides qu'ils étaient, deviennent opaques et prennent une coloration blanchâtre en se cautérisant; cautérisation qu'on peut comparer à celle du nitrate d'argent, comme aspect mais non comme action chimique. Ce phénomène ne se produit qu'avec des solutions légèrement concentrées (1).

(1) Voir aussi pages 46 et 98.

Rien de semblable ne se manifeste, contrairement à ce qu'il arrive avec l'acide phénique, même dilué (1), lorsque l'application se fait sur la peau pourvue de son épithélium. Là, des dissolutions même sursaturées, des déliquiums purs de résorcine n'ont presque aucune action et la peau reste absolument intacte et ne change pas de coloration, malgré un contact assez prolongé. Peut-être observe-t-on une légère diminution de la sensibilité et une desquamation épithéliale superficielle survenant tardivement.

La résorcine provoque aussi la coagulation de la fibrine du sang et peut, par conséquent, servir d'hémostatique (2), dans les hémorrhagies capillaires. Telles sont les principales propriétés chimiques et physiques de la résorcine.

(1) Nothnagel et Rossbach. Eléments de matière méd. et thérap., p. 416, trad. franc. 1880.

(2) J. Andeer. Das Resorcin als Antisepticum, Kausticum und Hemostaticum. Bern, 1878.

DEUXIÈME PARTIE

Action de la Résorcine sur les organismes vivants.

Dans cette partie, la plus difficile et une des plus importantes, nous étudierons d'abord l'action de la résorcine sur les organismes inférieurs, ceux qui déterminent les fermentations, comme, par exemple, la fermentation alcoolique, la fermentation lactique, la putréfaction, etc. et ensuite son action sur les organismes supérieurs, ou, en d'autres termes, ses effets physiologiques et toxiques sur les animaux et sur l'homme.

CHAPITRE PREMIER.

ACTION DE LA RÉSORCINE SUR LES ORGANISMES INFÉRIEURS.

Les phénomènes des fermentations et des putréfactions, assez bien étudiés et suffisamment connus, ont été, jusqu'à présent, diversement expliqués, et encore aujourd'hui il y a une divergence considérable, dans les opinions des plus grands maîtres, sur cette matière (1). Les uns invoquent l'influence des organismes inférieurs, microzoaires ou microphytes, qui, par la désagrégation

(1) De Lanessan. Hist. natur. médic. 2e partie, p. 1283 et suiv. et 1317 et suivantes. Paris, 1880.

qu'ils opèrent sur les substances dans lesquelles, ils se développent, afin de les rendre propres à servir à leur nutrition, amènent ces phénomènes qu'on appelle *fermentations*; les autres les attribuent à une action physico-chimique qui occasionne la décomposition des matières fermentescibles, au moyen de certains produits excrémentitiels des organismes inférieurs, mais sans que leur présence soit nécessaire au moment des fermentations.

Le dernier mot n'étant pas encore dit sur cette question, nous n'avons fait qu'exposer les opinions. Et, sachant que la présence des organismes inférieurs est nécessaire d'une manière ou d'une autre pour que les fermentations aient lieu; pour cette raison, en démontrant que la résorcine agit sur ces fermentations soit en arrêtant leur évolution, soit en les empêchant de se manifester, nous croyons pouvoir supposer qu'elle agit sur ces organismes ou leurs excrétions, en les détruisant. Mais de quelle manière agit-elle? Il est impossible de le concevoir dans l'état présent de la science. Les quelques essais que nous avons entrepris et que nous allons exposer ainsi que les expériences antérieures de MM. J. Andeer et de Brieger (1) démontrent, d'une manière incontestable, l'action énergique de la résorcine sur les organismes inférieurs.

Nous étudierons d'abord brièvement l'influence de la résorcine sur les fermentations alcoolique et lactique, et ensuite, avec un peu plus de détails, son action sur les putréfactions.

(1) Archiv. fur Anatom. u Physiol. von His. Braune u du Bois Reymond. Leipzig, 1879, p. 61, suppl. Band.

1re Expérience. — Fermentation alcoolique.

Solutions de miel brut par 100cc, avec et sans résorcine, contenues dans des flacons à large goulot exposés à l'air de la salle de l'hôpital. Temp. de 15° à + 20° C.

Jours	SANS RÉSORCINE.	AVEC RÉSORCINE.			
	100cc	0. 20 p. 0/0cc.	1,00p. 0/0cc.	2,00p. 0/0cc.	5,00p. 0/0cc.
1er	Odeur de miel, couleur claire.	Idem.	Odeur à peine sensib. coul. légèr. foncée.	Tr. faible odeur arom.; coul. foncée.	Od. un peu plus pron. et coul. pl. fonc.
3e	Le liquide commence à se troubler; quelques bulles de gaz sur les parois; réaction acide au papier de tournesol, par la formation de l'acide carbonique.	Pas de réaction.	Idem.	Idem.	Idem.
4e	Odeur légèrement vineuse; grosses bulles de gaz à la partie inférieure du flacon; de très petites à la surface; réaction acide très prononcée.				
6e	Odeur alcoolique tr. nette; large croûte de champignons à la surface; saccharomycètes au microscope.	Quelques bulles de gaz; on voit apparaître 2 ou 3 points blanchâtres de champignons. Odeur légèrement alcool,			
8e	Dépôt considérable; liquide trouble; point de moisissure formé par des filaments de mycélium.	Ferment. plus avancée.			
9e	Large moisissure.	Idem			
10e	Le liquide s'éclaircit; dépôt.	Idem.			
11e	»	Traité par le perchorure de fer. Color. brunâtre.	Color. violette manifeste.	Idem.	Idem.
15e	Odeur acétique; liquide limpide.	Légère odeur acétique. Liquide clair.			
25e	»	»			
50e	»	Par le perchlorure de fer; pas de réaction.	Auc. changement; color. violette.	Idem.	Idem.

2e Exp. — **Fermentation lactique.**

Lait frais pur et non bouilli par 100cc, avec et sans résorcine, exposé à l'air de la salle de l'hôpital. Temp. de + 15° à + 20° C.

Jours.	SANS RÉSORCINE.	AVEC RÉSORCINE.			
	100cc	0 gr. 20 p.0/0cc.	1,00 p. 0/0cc.	2,00 p. 0/0cc.	5,00 p. 0/0cc.
2e	Odeur aigrelette ; réaction légèrement acide.	Odeur et saveur de lait frais.	Même odeur ; très légère saveur de résorcine.	Odeur très faible de phénol ; saveur un peu plus prononcée.	Plus prononcée.
3e	Odeur aigre ; coagulation complète ; on remarque le long des parois du flacon de grosses bulles de gaz, très nombreuses ; la partie inférieure devient séreuse	Odeur légèrement aigre ; pas de coagulation.			
5e	Le coagulum est remonté à la surface, la moitié inférieure séreuse ; une goutte prise à la surface et examinée au microscope nous montre une quantité considérable de cellules de ferment lactique qui se dissocient assez rapidement par l'addition d'une goutte d'une solution de 5 0/0 de résorcine.	Odeur aigre ; nombreuses bulles de gaz le long des parois du flacon ; réaction acide ; coagulation complète ; légère moisissure à la surface.			
7e	Odeur putride.	La partie supérieure est séreuse au-dessous de la moisissure ; od. légèrement putride.			
10e	»	Par le perchl. de fer ; il n'y a pas de réaction.	Réact. violette et neutre au tournesol.	Idem.	Idem.
16e	»	»	Moisissure considérable à la surface ; pas de coagulation.		
20e	»	»	La partie supér. dev. séreuse.		
23e	»	»	Coagulat. complète.	Pas trace de moisiss.	Idem.
50e	»	»	Par le perchlorure de fer ; couleur café au lait.	Coul. violette manifeste ; au microscope rien de particul.	Idem.

3e Exp. — **Putréfaction.**

Morceaux de rate de fièvre typhoïde dans 100cc d'eau pure, avec et sans résorcine, exposés à l'air de l'hôpital. Temp. de + 15° à + 20°. C.

Jours.	SANS RÉSORCINE.	AVEC RÉSORCINE.			
	100cc.	0 gr. 50 p. 0/0cc.	1,00 p. 0/0cc.	1,50 p. 0/0cc.	2,00 p. 0/0cc.
2e	Une goutte de liq. prise à la surface et examinée au microsc. ne présente rien de particulier; pas d'odeur.	Idem.	Légère od. aromatique.	Plus prononcée.	Idem.
3e	Légère odeur putride; quelques bulles de gaz.				
4e	Odeur putride; nombreuses bulles de gaz.				
6e	Liquide trouble; putréfaction très avancée; le morceau de rate est remonté à la surface; une goutte examinée au microscope, nombreuses bactéridies et microspores.	Liquide limpide; pas d'odeur; rien au microscope.	Idem.	Idem.	
8e	Large pellicule à la surface; odeur infecte.	Pas d'odeur; quelq. bulles de gaz; le liquide se trouble à la partie inférieure.			
10e	Addition de 1 gr. 50 de résorcine.	Pas d'odeur.			
12e	Odeur très supportable; au microscope, diminution notable du nombre des bactéridies et microspores.	Pas d'odeur; légère pellicule à la surface; quelques microspor.			
17e	Presque pas d'odeur; disparition de la pellicule; à peine quelques microspores.	Un p. de moisis. à la surf.; au micr. nomb. filam. de mycélium et spozes; pas d'odeur.			
22e	Pas d'odeur; le liq. devient clair; dépôt; au microscope, ps trace de bactérid. ou microsp.	Légère od.; le liquide se troub.; la moisiss. couvre toute la surface.	Lég. pellicule sur quelques points.	Rien.	Rien.
28e	»	Liquide tout à fait trouble; au microscope, on trouve des microspores en gr. quantité.	Pas d'od.; la pell. exam. au micr. nous montr. quel. microsp. au milieu d'une masse gélat.	Ps de changements.	Idem.
37e	Pas la moind. odeur; rien au microscope.	Putréfac. complète.	Même état.		
51e	»	»	Point de moisis., formé par des filaments de mycélium.		
65e	Pas d'odeur; par le perchlorure de fer, color. violacée noire.	Colorat. brune noire.	Ps d'odeur; colorat. violacée noire.	Psde changem.; viol.; liq. limpide.	Idem.

4e Expérience. — **Putréfaction.**

Pancréas de fièvre typhoïde dans 100cc d'eau pure, avec et sans résorcine, exposé à l'air de la salle de l'hôpital. Temp. de + 15° à + 20° C.

SANS RÉSORCINE.		AVEC RÉSORCINE.		
Jours.	100cc.	0 gr. 50 p. 100cc.	1,00 p. 100cc.	1,50 p. 100cc.
1er	Liquide limpide.	Légèrem. blond.	Blond.	Plus foncé.
3e	Légère odeur, nombreuses bulles de gaz.			
4e	Le morceau de pancréas surnage; pellicule à la surface; liquide trouble; au microscope, nombreuses bactéries et microspores avec masses gélatineuses.	Pas la moindre odeur; liquide clair		
7e	Même état au microscope. J'ajoute 1 gr. 50 de résorcine.			
8e	L'odeur de putréfaction est à peine sensible; à peine quelques microspores; pas de bactéries.			
15e	Quelques rares microspores; le liquide s'éclaircit; aucune odeur; disparition de la pellicule.	Le liquide se trouble; quelques bulles de gaz.		
18e	Absence complète de microspores.	Pas d'odeur; q.q. microspores; légère pellicule blanchâtre.	Aucun changement.	Idem.
28e	Même état.	Pas d'odeur; la pellicule couvre toute la surface; microspores et masses gélatineuses au microscope.		
40e		Apparition de points de moisissure.		
50e		La moisissure couvre toute la surface; odeur légèrement putride; par le perchlorure de fer, colorat. brune noire.	Liquid. limpide. Rien au microscope; coloration violette.	Idem.

5e Expérience. — **Putréfaction.**

Liquide d'ascite par 100 cc, avec et sans résorcine, exposé à l'air de la salle. Temp. de + 15° à 20° C.

Sans résorcine.		Avec résorcine.		
Jours.	100cc.	0 gr. 50 p. 100 cc.	1,00 p. 100 cc.	1,50 p. 100 cc.
1er	Liquide clair jaunâtre.	Légère coagulation de l'albumine; le liquide devient trouble.	Coagulat. plus prononcée.	Liquide complètem. trouble.
5e	Le liquide se trouble; légère od. d'œufs pourris.	Le liquide s'éclaircit par le dépôt de l'albumine coagulée.	Idem.	Idem.
8e	Odeur putride; liquide complètement trouble; nombreux microspores au microscope, au milieu de masses gélatineuses.			
14e	Putréfaction complète; épaisse croûte à la surface; odeur insupportable.			
30e		Pas de changements.	Idem.	Idem.
45e		Légère pellicule blanchâtre, constituée au microscope par des masses gélatineuses parsemées de microspores; pas d'odeur; par le perchlorure de fer, coloration brune foncée.	Liquide absolument limpide; coloration violette.	Idem.

6e Expérience. — **Fermentation ammoniacale.**

Urine fraîche, neutre par 100cc, avec et sans résorcine, exposée à l'air de la salle. Temp. de + 15° à + 20° C.

	SANS RÉSORCINE.	AVEC RÉSORCINE.		
Jours.	100cc.	0gr50 p. 100cc.	1,00 p. 100cc.	1,50 p. 100cc.
1er	Liquide limp., couleur jaunâtre; odeur spéciale; reaction neutre au papier de tournesol.	Idem.	Couleur un peu foncée.	Couleur plus foncée.
5e	L'urine se trouble; légère odeur ammoniacale; réaction alcaline; au microscope, quelques micrococcus.	Pas de changements.		
10e	Liquide entièrement trouble; large pellicule à la surface formée de micrococcus ou ferment urinaire; odeur repoussante; dépôt d'acide urique.			
15e	Même état.	Point de pellicule à la surface; au microscope, cellules de micrococcus. Pas d'odeur.	Pas de changement.	Idem.
25e		La pellicule couvre toute la surface; urine trouble; un peu d'odeur; réaction légèrement alcaline.		
45e		Odeur sensible; liquide complètement trouble; dépôt; par le perchlorure de fer colorat. brune noire.	Aucun changement, même au microscope; réaction neutre; coloration violette foncée.	Idem.

Les expériences qui précèdent ont été faites par nous dans le laboratoire du service de notre éminent maître M. Dujardin-Beaumetz, laboratoire qui se trouve dans la salle même des malades, de sorte que les substances à expérimenter se trouvaient exposées à l'air de cette salle et à une température constante ; conditions très favorables pour amener les fermentations ou les putréfactions à leur maximum de développement, et qui nous paraissent démontrer bien l'action efficace de la résorcine orsqu'elle empêche les fermentations de se manifester.

En examinant attentivement les quelques expériences relatées plus haut, nous voyons que la résorcine a une action incontestable sur les ferments figurés, non seulement en entravant leur développement, non seulement en arrêtant leur évolution déjà commencée, mais en détruisant même définitivement leur pouvoir de reproduction et de vie. Pour obtenir ces résultats il n'est pas nécessaire d'user de grandes quantités de cet agent ; des doses même modérées suffisent à cet effet.

Dans la première expérience, ayant pour objet la fermentation alcoolique, nous avons pris, comme matière éminemment fermentescible, le miel brut en solution convenable, contenue dans des flacons à large ouverture mesurant 100 centimètres cubes, librement aérés et exposés à une température variant entre + 15 et 20° C. Du reste, pour toutes nos expériences, nous avons cru bon d'expérimenter toujours dans les mêmes conditions. Ainsi, dans le flacon où il n'y a pas de résorcine, le liquide fermente dès le troisième jour; la décomposition du glucose en alcool et acide carbonique est facilement constatée et la présence des saccharomycètes est mise en évidence au moyen du microscope. Plus tard, vers le quinzième jour, l'alcool se transforme en acide acétique. Dans le flacon où nous avons ajouté 0 gr. 20 de résorcine, la fermentation alcoolique n'est que simplement retardée jusqu'au sixième jour, et une fois commencée elle suit son cours ordinaire, probablement à cause de la transformation ou de la décomposition de la petite quantité de résorcine que la solution contenait, ce que nous fait supposer la réaction brune obtenue par le perchlorure de fer; réaction qui à l'état normal de la résorcine est manifestement violette.

Dans le flacon qui contenait 1 gr. pour 100 la fermentation alcoolique est complètement arrêtée et nous pouvons même dire définitivement détruite, puisque, au bout du cinquantième jour, rien ne se manifeste, le microscope reste absolument muet, et la présence de la résorcine dans la solution est mise facilement en évidence.

La résorcine empêche donc, définitivement, la fermentation alcoolique dans les proportions de 1 pour 100. Ce résultat est conforme à ceux obtenus par M. Brieger (1); tandis que M. J. Andeer (2) croit que, pour obtenir cet effet, il faut en employer des quantités plus fortes.

Il est bon de noter, une fois pour toutes, que M. J. Andeer expérimentait avec de la résorcine obtenue par la sublimation de la résorcine impure du commerce et il se pourrait bien qu'il y eût d'autres substances vola-

(1) Briéger loc. cit.
(2) Loc. cit. p. 26.

tiles mélangées à ce produit ; car, au point de vue de son action physiologique, les résultats obtenus par cet expérimenteur divergent sensiblement des nôtres, qui, comparés entre eux, sont tout à fait identiques.

Pour la fermentation lactique (IIe Exp). nous avons employé du lait non bouilli, condition très favorable pour le développement rapide du ferment lactique, et toujours dans les mêmes proportions. La présence de l'acide lactique se manifeste, dès le deuxième jour, dans le flacon contenant du lait pur; au microscope nous trouvons les cellules éllipsoïdes du ferment lactique. Dans le lait où il y a 0 gr. 20 de résorcine la fermentation est peu retardée. Dans le lait qui renferme 1 gr. pour 100 la fermentation est arrêtée jusqu'au vingtième jour ; mais comme dans l'intervalle il s'est développé à la surface une grande quantité de moisissures, à partir de ce moment la coagulation se fait vite et nous croyons qu'elle est due, en partie, à la présence du champignon de la moisissure, puisqu'elle commence immédiatement au-dessous de la croûte moisie ; la coagulation complète ne s'effectue qu'au bout de trois jours, alors la résorcine disparaît.

Nous avons toujours constaté, comme on peut le voir dans toutes nos expériences, plus haut relatées, que, pour empêcher le développement du champignon de la moisissure dans n'importe quel liquide, il faut une quantité de résorcine supérieure à 1 pour 100.

Dans les deux autres flacons, contenant 2 et 5 grammes de résorcine, le lait se conserve admirablement, et au bout du cinquantième jour nous ne trouvons aucune altération, même au microscope.

En prenant en considération les expériences antérieures et celles que nous venons d'exposer, nous voyons que la résorcine est un puissant antifermentescible, propriété qui nous fait déjà entrevoir son utilisation dans les affections dues à la présence de microphytes.

Dans les 3e, 4e et 5e expériences, nous avons eu en vue d'étudier son pouvoir antiputride.

Des morceaux de rate ou de pancréas de malades morts à la suite de la fièvre typhoïde se conservent très bien et assez longtemps dans des solutions de 1 pour 100 de résorcine et presque indéfiniment dans des solutions à 1 gr. 50.

Les morceaux mis dans de l'eau simple se putréfient très rapidement ; et la présence de bactéridies et de microspores, indice certain de putréfaction, a été constatée au microscope. Dans ce liquide, lorsqu'au bout du quatrième jour la putréfaction était complète, l'odeur insupportable et les microbes pleins de vie, en y ajoutant 1 gr. 50 pour 100 de résorcine, nous avons constaté manifestement que l'odeur se dissipait aussitôt et le nombre de microbes diminuait graduellement et disparaissait tout à fait quelques jours après, sans qu'il en restât de traces. Dans les liquides qui contenaient 0 gr. 50 pour 100, la putréfaction était sensiblement retardée et, lorsqu'elle commençait, elle ne pouvait être constatée que par le microscope parce que nulle odeur ne se dégageait. Lorsque la décomposition était terminée la résorcine ne pouvait plus être retrouvée.

Des morceaux de cerveau ou d'autres matières facilement putréfiables plongés pendant quatre jours dans une solution au 1/10 et ensuite retirés et exposés à l'air ne présentent aucune odeur et se dessèchent sans altération.

Enfin de l'urine fraîche et sans réaction (Exp. VI·) se décompose au bout du cinquième jour et l'odeur ammoniacale qui s'en dégage devient insupportable, tandis qu'avec 0 gr. 50 pour 100 cc. la fermentation ammoniacale est retardée jusqu'au quinzième jour, et ensuite elle évolue lentement; avec 1 gr. pour 100 cc. elle est empêchée définitivement.

Que découle-t-il de ce que nous venons d'exposer?

Pourrait-on dire sans tergiverser que la résorcine est un puissant antiputride, un antiseptique et un antifermentescible, dont les propriétés peuvent être utilisées très avantageusement? Quoiqu'il nous soit possible de répondre dès maintenant par l'affirmative, nous croyons néanmoins nécessaire d'attendre l'expérimentation clinique pour nous prononcer d'une manière catégorique.

J. Andeer (1) avait entrepris quelques expériences sur les animaux et sur lui-même pour démontrer le pouvoir antiseptique de la résorcine. Nous n'avons pas voulu le suivre dans cette voie, parce que nous croyons que les conditions de l'expérimentation et de l'application clinique, surtout pour les maladies septicémiques, divergent tellement qu'on ne peut pas avoir de bases assez solides pour établir une conclusion certaine et non erronée.

1 Loc. cit. p. 26 et suiv.

CHAPITRE II.

ACTION DE LA RÉSORCINE SUR LES ORGANISMES SUPÉRIEURS ET SUR L'HOMME.

Notre but principal dans ce travail a été de chercher à déterminer les effets physiologiques et l'action toxique de la résorcine. Nous avons essayé, par des expériences que nous décrivons plus loin et qui nous sont entièrement personnelles, d'établir d'une manière assez précise : quelle est l'action de la résorcine sur les animaux ; à quelles doses les phénomènes toxiques se manifestent ; si on peut fixer des rapports entre les doses employées et les effets produits ; si ces rapports se suivent et s'enchaînent chez tous les animaux d'espèce et de poids différents ; et, enfin, quelle est la dose capable de causer la mort d'un animal quelconque. Jusqu'à quel point nous avons pu atteindre ce but, nous le saurons plus tard lorsque d'autres, plus versés dans ces matières, perfectionneront ce que nous n'avons fait qu'ébaucher ; car ce n'est que lorsqu'une substance active est connue par ses moindres effets, lorsque ses propriétés physiologiques et toxiques ont été étudiées d'une manière indiscutable, que son utilisation pourra être mieux faite. Et on est ainsi à même d'éviter les désastres qui arrivent fréquemment, si on ne connaît pas exactement la puissance toxique d'un médicament.

Dans les expériences qui suivent nous avons administré la résorcine, soit par la voie hypodermique, soit par la voie stomacale, soit par le rectum, et nous avons toujours obtenu, sur des grenouilles, des cobayes, des lapins ou des chiens, des effets presque absolument identiques.

Quant à indiquer quel est le meilleur mode d'administration du médicament, nous reviendrons plus tard sur ce sujet.

Expériences sur les animaux.

Ire Exp. — Cobaye pesant 250 grammes. Je lui injecte sous la peau 1 cc. d'une solution de résorcine au 1/20 = 0 gr. 05 de résorcine : légère hémorrhagie par la piqûre qui est arrêtée immédiatement en appliquant quelques cristaux de résorcine. Aucun phénomène ne se produit.

Au bout de deux heures, en examinant l'endroit piqué, je ne trouve aucune bosselure ; le liquide injecté est totalement résorbé ; légère douleur à la pression, l'animal mange avec un appétit vorace.

IIe Exp. — Le lendemain injection sous-cutanée sur la région lombaire du même cobaye, de 1 cc. d'une solution au 1/10 = 0 gr. 10 de résorcine. Deux minutes après, l'animal est pris d'un léger tremblement qui s'accentue graduellement, et au bout de cinq minutes des secousses musculaires, comparables aux secousses électriques et d'intensité différente, se produisent d'abord dans les membres postérieurs, ensuite dans le tronc et les membres antérieurs. Douze minutes, les secousses musculaires sont au nombre de 60 par minute, la plupart tellement intenses, que l'animal saute comme une grenouille ; elles sont moins fortes aux membres antérieurs. Vingt-cinq minutes, le nombre des secousses diminue de moitié, les mouvements des membres antérieurs tendent à cesser. Trente-cinq minutes, 20 secousses moins intenses, l'animal mange du pain. Quarante minutes, 15 secousses faibles; très légére parésie des membres, l'animal marche assez facilement. Cinquante minutes, 8 secousses très faibles. Soixante minutes, toute convulsion musculaire cesse; la parésie disparaît et l'animal revient à son état normal, la piqûre ne présente aucune inflammation.

Une heure après la cessation des accidents, de l'urine recueillie conserve sa coloration normale, et, traitée par le perchlorure de fer, elle se colore en brun très foncé.

IIIe Exp. — Jeune lapin pesant 1,180 grammes; à 6 h. 10 m. je lui fais une injection sous-cutanée, au niveau de la région lombaire, de 1 cc. d'une solution au 1/20 = 0 gr. 05 de résorcine; quarante minutes après le liquide est complètement résorbé, il n'y a pas trace d'inflammation, rien ne se manifeste, l'animal se comporte comme d'ordinaire.

IVe Exp. — Le même lapin, le surlendemain, je lui fais une injection sous-cutanée de 1 cc. d'une solution au 1/10[e] = 0 gr. 10 de résorcine. Ving minutes passent et aucun effet ne se produit; l'animal est absolument calme. Trois heures après, la partie injectée ne présente aucun indice d'inflammation.

L'urine recueillie conserve sa couleur normale. Par le perchlorure de fer, il se forme un précipité vert cailleboté et se dégagent des gaz en quantité considérable et n'ayant aucune odeur.

Ve Exp. — Sur le même cobaye, quelques jours après, je fais à la même place une injection sous-cutanée de 1 cc. d'une solution au 1/10 = 0 gr. 10 de résorcine. Après une minute et demie, tremblement général d'abord faible, accentué ensuite.

Peu de temps après, des secousses musculaires des membres surviennent; au bout de six minutes ces secousses deviennent extrêmement fréquentes et plus fortes; la sensibilité est conservée, l'animal crie lorsqu'on le pince. En prenant entre les doigts la partie musculaire de la cuisse, je sens des contractions tellement fréquentes qu'il est impossible d'en compter le nombre. Neuf minutes, les secousses deviennent générales et très intenses. Vingt-sept minutes, la fréquence des convulsions cloniques est à peu près la même. Vingt-huit minutes, en faisant respirer du chloroforme à l'animal, l'agitation des membres cesse presque complètement. Lorsque je cesse de le chloroformiser les attaques convulsives recommencent, et si je lui en administre de nouveau, les convulsions s'arrêtent pour reparaître après la chloroformisation. Trente-deux minutes, les secousses sont beaucoup moins intenses ; la sensibilité n'est pas abolie, la respiration est un peu accélérée. Quarante-deux minutes, nouvelle chloroformisation, après laquelle les secousses convulsives cessent presque partout, excepté aux membres postérieurs qui s'agitent encore un peu. Cinquante-sept minutes, l'animal commence à marcher; on constate encore quelques secousses musculaires; il mange du pain. 1 h. 10, les accès convulsifs cessent complètement, l'animal a repris son état normal.

Quelques jours après, à la place où trois injections successives avaient été faites, la peau est notablement épaissie et paraît douloureuse à la pression; examinée une semaine plus tard, elle est mortifiée dans une étendue d'une pièce de 1 franc; le travail de l'élimination est déjà avancé; il n'y a pas d'inflammation au pourtour; la chute de l'eschare se fait sans accidents; la cicatrice est un peu apparente.

VIe Exp. — Jeune lapin d'un poids de 1180 grammes. Temp. rectale, 39°; à 2 h. 30 m. je lui fais sur la région lombaire une injection sous-cutanée de 1cc d'une solution au 1/4 = 0,25 de résorcine. Au bout de cinq minutes rien ne se manifeste, nouvelle injection sur le dos de 1 cc. au 1/5 = 0 gr. 20 ; total: 0 gr. 45 de résorcine. Trois minutes après, le tremblement commence, il est léger; les contractions musculaires apparaissent ensuite et sont faibles, tous les muscles sont atteints. Huit minutes, les convulsions deviennent plus intenses, la sensibilité est maintenue, les yeux sont fixes, mais non convulsés, les pupilles sont dilatées. Vingt-trois minutes, les secousses musculaires gardent la même intensité et la même fréquence. Température rectale 39°. Je fais respirer du chloroforme à l'animal. Les convulsions diminuent aussitôt, mais elles ne cessent pas complètement. Quarante-trois minutes, les secousses musculaires continuent moins fréquentes. Cinquante-trois minutes, l'agitation des membres se calme graduellement.

Une heure, léger tremblement. Une heure dix, le tremblement cesse, l'animal commence à marcher. Une heure vingt, légère parésie des membres qui disparaît graduellement ; l'animal est revenu à son état normal.

L'urine du lapin recueillie cinq minutes après la disparition des convulsions a une couleur normale, claire et sans dépôt ; la moitié de cette urine, traitée immédiatement par le perchlorure de fer, donne une coloration presque noire ; l'autre moitié gardée dans un tube et exposée à l'air et à la lumière se colore le lendemain légèrement en brun et donne la même réaction.

Nouvelle urine recueillie deux heures après, a une couleur normale et donne les mêmes réactions, moins prononcées.

Deux semaines plus tard aux deux endroits piqués, il y a mortification de la peau sur une très petite étendue ; la partie sphacélée tend à s'éliminer, il n'y a pas d'inflammation au pourtour ; la région lombaire avait été piquée 3 fois et la région dorsale une fois avec une solution de 25 p. 0/0.

VIIe Exp. Cobaye de 250 grammes ; injection dans le rectum de 0 gr. 10 de résorcine dissoute dans 2 cc. d'eau pure. Deux minutes après, l'animal commence à trembler et des convulsions cloniques deviennent un peu plus intenses ; défécation et quelques glaires ; l'animal marche en trébuchant ; la sensibilité est conservée. Dix minutes, le tremblement et les secousses musculaires ont cessé, l'animal marche mieux et au bout de vingt minutes tout tremblement disparaît. Une partie de la solution a été rejetée au début, il n'a été absorbé qu'environ 0 gr. 08 de résorcine.

VIIIe Exp. — Grenouille de taille moyenne. Je lui coupe le nerf sciatique droit à son origine, ensuite je lui injecte sous la peau 0 gr. 06 de résorcine en solution aqueuse. Une demi-minute après, on constate des convulsions cloniques et plus tard des convulsions tétaniformes de presque tous les muscles. Le membre droit, où le nerf sciatique a été coupé, reste absolument immobile et inerte pendant que les autres membres sont agités par des secousses convulsives. Au bout de cinq minutes, j'ouvre l'abdomen et le thorax. Le cœur est tout à fait immobile, le cœur droit est rempli de sang, les poumons sont affaissés, de temps en temps on voit quelques secousses dans les membres, la moelle et le cerveau sont très congestionnés, les secousses musculaires cessent complètement, lorsque les centres cérébro-spinaux sont enlevés; on peut pourtant provoquer la production de quelques contractions en irritant mécaniquement le bout périphérique des nerfs des membres.

IXe Exp. — Chien pesant 6,000 grammes. Je lui donne sa pâtée avec 3 grammes de résorcine. L'animal n'est pas à son aise, il change continuellement de place et marche en sautillant. Une heure après, il a des étourdissements, du tremblement, et ensuite il tombe avec des convulsions cloniques de tous les membres; la sensibilité est conservée, les secousses musculaires durent quarante minutes, d'abord en augmentant d'intensité et plus tard en s'affaiblissant. Au bout de une heure quarante minutes après l'ingestion des aliments elles cessent entièrement. L'animal n'est pas encore à son aise; légère parésie des membres postérieurs. Deux heures trente minutes après, il paraît reprendre son état normal; la marche est encore un peu incertaine surtout dans les membres postérieurs. Trois heures; l'animal a rendu une partie des aliments ingérés.

Les jours suivants l'animal n'est pas en bon état, la muqueuse de la cavité buccale est sèche, il refuse la nourriture. La fièvre est intense, de l'hématurie se produit, l'urine examinée au microscope renferme un nombre considérable de globules rouges ne présentant aucune déformation.

Le quatrième jour après l'expérience, l'animal commence à prendre un peu de lait, la faiblesse des membres tend à disparaître, l'urine est moins épaisse mais encore colorée; l'hématurie cesse tout à fait le cinquième jour. L'animal est encore affaibli, mais il reprend plus tard ses forces et se porte très bien.

Xe Exp. — Grenouille de taille ordinaire dont j'examine au microscope la circulation capillaire sur la membrane interdigitale. On voit les globules avancer lentement le long des capillaires. En piquant la grenouille avec une épingle la circulation devient légèrement plus active, mais elle se ralentit aussitôt après. Je lui fais sous la peau du ventre une injection de 0 gr. 04 de résorcine, presque immédiatement les contractions musculaires commencent et en même temps la circulation capillaire devient très active, on voit les globules glisser rapidement le long des conduits vasculaires. Cet état dure à peu près dix minutes, ensuite la circulation se ralentit et les secousses musculaires diminuent de nombre et d'intensité. Un peu plus tard les contractions musculaires sont à peine visibles; le sang progresse très lentement dans quelques capillaires, tandis que dans le plus grand nombre des globules sont immobiles.

Aucun excitant n'active plus le cours du sang. Au bout de quarante minutes la circulation est complètement arrêtée; les mouvements réflexes sont très faibles.

A l'ouverture du thorax le cœur est flasque, rempli de sang et ne se contracte plus par l'excitation. Les globules du sang examinés au microscope ne présentent aucune altération. Si on met sur la lame de verre, en contact avec le sang, une goutte d'une solution de résorcine au 1/5, immédiatement la fibrine se rétracte, les globules se réunissent en masses, en présentant une légère déformation; sur ceux qui restent libres en dehors des masses il n'y a presque pas de déformation; dans leur centre, leur noyau et quelques granulations deviennent très apparents. Les globules libres ne se déforment qu'après un contact un peu prolongé.

Du sang pris dans les différents organes, cœur, foie, etc., nous a toujours donné les mêmes résultats. En mettant à nu les nerfs des membres au niveau de leur sortie du canal rachidien et en les excitant, on constate que leur excitabilité persiste encore, mais elle est notablement atténuée. A peine voit-on se produire quelques mouvements dans les doigts de l'animal. La moelle et le cerveau sont très congestionnés.

XIe Exp. — Du sang de lapin, examiné au microscope, paraît normal; en y ajoutant une goutte d'une solution de résorcine au 1/5, les globules se réunissent en masses dans lesquelles il est très difficile de distinguer leur forme; mais dans les endroits où ils restent isolés, ils se déforment peu même après un contact prolongé; leur protoplasma se rétracte et donne l'apparence d'un noyau. Les globules se rapetissent un peu sans devenir crénelés et sont entourés d'une auréole, formée probablement par leur enveloppe, à la suite de la rétraction de son contenu.

XIIe Exp. — Du sang humain est examiné au microscope. Les globules rouges, mis en contact avec la même solution de résorcine, se gonflent légèrement, et ensuite leur contenu se rétracte et prend l'apparence d'un noyau. Les globules apparaissent plus petits mais non irréguliers, et en les examinant attentivement on constate qu'ils sont entourés d'une auréole formée probablement par leur cuticule. Après un contact prolongé ils se décolorent légèrement et tendent à se dissocier. Ce phénomène, on l'observe aussi lorsqu'on les met dans de l'eau pure.

XIIIe Exp. — Grenouille de taille moyenne, dont j'examine au microscope la circulation de la membrane interdigitale; le sang avance lentement dans les capillaires. Cinq minutes après je lui injecte sous la peau de l'abdomen 0 gr. 04 de résorcine en solution; aussitôt après les contractions musculaires commencent, en même temps on voit les globules progresser d'une manière plus rapide, et plus les secousses musculaires deviennent intenses et fréquentes, plus aussi le cours du sang dans les capillaires s'accélère. Au bout de dix minutes les secousses musculaires diminuent d'intensité et de fréquence et en même temps la circulation se ralentit.

Au bout de quinze minutes elle s'arrête complètement et par l'excitation on n'obtient plus aucun mouvement; à peine si on aperçoit quelques contractions fibrillaires. Douze heures avant l'expérience le nerf sciatique du membre postérieur gauche avait été arraché dans une étendue de 1 centimètre au niveau de sa sortie du bassin, et de ce côté le membre est resté complètement inerte pendant que le reste du corps était agité de mouvements convulsifs. A l'ouverture du thorax, cœur flasque, rempli de sang. Ce sang, examiné au microscope, ne présente rien de particulier; en y ajoutant une goutte d'une solution au 1/5 de résorcine on voit dans les globules apparaître le noyau et quelques granulations. Les globules se déforment à peine ; la moelle et le cerveau sont très hyperémiés; les mouvements réflexes sont presque complètement abolis.

XIVe Exp. — Grenouille ordinaire. Je lui fais une injection souscutanée de 1/4 de la seringue de Pravaz remplie d'une solution concentrée de sulfate de soude. Dix minutes après, lorsque le liquide est entièrement absorbé, j'injecte 0 gr. 06 de résorcine en solution. Au bout de deux minutes les secousses musculaires commencent et s'accentuent graduellement ; quatre minutes après la seconde injection je lui injecte de nouveau la même quantité de sulfate de soude, malgré cela les convulsions cloniques continuent avec leur intensité ordinaire et au bout de quinze minutes elles deviennent rares et faibles ; au bout d'une heure tout mouvement cesse. La respiration et la circulation se sont arrêtées.

Autopsie. Cœur flasque, rempli de sang, il ne se contracte plus par l'excitation, presque pas de mouvements réflexes ; les centres cérébro-spinaux sont hyperémiés.

XVe **Exp.** — Cobaye pesant 560 grammes. A 8 heures je lui donne du lait avec 0 gr. 50 de sulfate de soude. A 9 h. 45 m., temp. rectale, 38°, 5. Je lui injecte, au niveau du flanc gauche, 1cc. d'une solution au 1/4 = 0 gr. 25 de résorcine. A 9 h. 46 m., tremblement général. A 9 h. 50 m., quelques secousses musculaires ; à 9 h. 55 m., les convulsions cloniques sont à peu près les mêmes ; l'animal marche assez bien ; la sensibilité est intacte. A 10 heures, les convulsions sont un peu plus fréquentes. A 10 h. 15 m., diminution appréciable des secousses et du tremblement. A 10 h. 20 m., temp. rectale, 38°. A 10 h. 40, tout tremblement cesse ; l'animal reprend son état normal.

Deux jours après, lorsque l'animal est mort à la suite d'autres expériences, je dissèque l'endroit injecté. L'injection avait été faite un peu profondément dans le tissu musculaire sous-aponévrotique ; le muscle a perdu son aspect normal, il a pris une coloration blanchâtre, opaque, et il est devenu légèrement friable dans l'étendue de 2 à 3 centimètres ; peu d'infiltration séreuse. Le tissu cellulaire et la peau sus-jacents sont absolument intacts.

XVIe **Exp.** — Lapin pesant 1,940 grammes. A heures, je lui donne dans du lait 1 gr. 50 de sulfate de soude. A 10 heures, il prend de nouveau 1 gramme de sulfate de soude. A 10 h. 40 m., temp. rectale, 38°, 7. Je lui fais une injection sous-cutanée à la région dorsale gauche de 1 cc. d'une solution à 1/2, et à la région dorsale droite une injection de 1 cc. d'une solution au 1/4 : total 0 gr. 75 de résorcine. A 10 h. 45 m., léger tremblement. A

10 h. 49 m., convulsions cloniques généralisées même sur la face ; l'animal se ramasse sur lui-même comme s'il avait le vertige. A 10 h. 53 m., les secousses musculaires ne sont pas beaucoup plus accentuées. A 10 h. 55 m., la sensibilité persiste; l'animal peut marcher assez bien; lorsqu'on le couche sur le côté il se relève facilement; les convulsions conservent à peu près la même intensité. A 11 h. 20 m., temp. rectale, 38°, 2, le tremblement se calme, il est à peine appréciable. A 11 h. 40 m., tout accès convulsif cesse; l'animal marche comme d'ordinaire.

Huit jours après, en examinant les endroits où les injections avaient été faites, je ne trouve aucune trace de lésions, à part un léger épaississement du derme au niveau de l'injection de la solution concentrée de résorcine.

XVIIe Exp. — Cobaye de 300 grammes. A 8 heures, il avait pris du lait avec 0 gr. 50 de sulfate de soude. A 3 h. 30 m., je lui fais une injection hypodermique de 1 cc. d'une solution au 1/4 = 0 gr. 25 de résorcine. Deux minutes après, léger tremblement qui augmente progressivement de force. 5 minutes, des secousses musculaires de différente intensité apparaissent, dont quelques-unes très fortes; l'animal peut marcher; la sensibilité persiste. 0 h. 15 m., les secousses et le tremblement sont un peu plus accentués. 0 h. 25 m., l'animal peut encore marcher, les membres postérieurs sont projetés avec une certaine violence, les convulsions sont généralisées même sur la face. 0 h. 30 m., la respiration est très accélérée et saccadée par les contractions convulsives des muscles du thorax; frémissement intense; la sensibilité persiste; les contractions cardiaques sont excessivement rapides. 0 h. 45 m., le tremblement se calme, mais les convulsions persistent et sont localisées surtout aux membres postérieurs. 1 heure, diminution sensible des convulsions et du tremblement; la respiration se ralentit. Émission d'une urine laiteuse, en l'étendant d'eau et en la traitant par le perchlorure de fer, il s'en dégage une grande quantité de gaz sans aucune odeur et l'urine devient limpide et prend une coloration brune noire.

1 h. 15 m., toute contraction convulsive cesse. Légère paresse des membres qui se dissipe graduellement; les mouvements respiratoires et cardiaques sont revenus à leur rhythme normal.

Une heure après, nouvelle urine moins laiteuse, qui donne le mêmes réactions.

Une semaine plus tard, en examinant l'endroit de la piqûre, je trouve une collection de liquide et par l'incision il s'en écoule une petite quantité de sérosité sanguinolente; le derme est trè épaissi au pourtour; quelque temps après cette partie s'élimine dans une étendue de 1 centimètre.

XVIIIe Exp. — Lapin pesant 1,940 grammes. A 9 h., temp. rectale, 39°. Je lui injecte dans l'estomac, avec une sonde en caoutchouc, 4 grammes de sulfate de soude en solution étendue. A 9 h. 40 m., je lui introduits dans l'estomac 1 gr. 25 de résorcine dissoute dans 10 grammes d'eau pure. 5 minutes après, le tremblement commence et s'accentue graduellement; la respiration et les battements de cœur s'accélèrent rapidement. 0 h. 10 min. le tremblement est intense, les convulsions se généralisent, l'animal marche en sautillant; couché sur le côté il ne peut pas se relever, la sensibilité est conservée; les yeux sont fixes, non convulsés; les pupilles sont légèrement dilatées. 0 h. 25 m., les quatre membres sont agités de mouvements convulsifs rapides et presque cadencés; la respiration et la circulation sont excessivement fréquentes; la sensibilité est toujours intacte; les muscles de la face sont animés de contractions vives et répétées; les oreilles de l'animal sont très chaudes et hyperémiées. 0 h. 40 m., temp. rectale, 39°, 4. Les mouvements convulsifs des membres sont moins fréquents; l'animal est toujours couché sur le côté. 1 heure, même état, la respiration et la circulation sont toujours très accélérées; en lui piquant l'oreille avec une aiguille le sang coule abondamment, ce qui ne se produit pas lorsque l'animal est dans son état normal; le sang est rouge et se coagule assez rapidement; examinés au microscope, les globules rouges ne présentent rien de particulier, ils se déforment à peine, lorsqu'on les met en contact avec une solution au 1/5 de résorcine.

1 h. 25 m., les mouvements convulsifs continuent un peu atténués, ils conservent la même rapidité; lorsqu'on relève l'animal, il ne peut se maintenir sur ses pattes et tombe sur le côté; la respiration et les contractions cardiaques gardent la même accélération; temp. de l'oreille gauche, 38°, 5. 2 heures, la sensibilité

persiste; les convulsions cloniques tendent à se calmer. 2 h. 20 m.; le tremblement et les mouvements convulsifs sont tout à fait atténués; la respiration et les contractions cardiaques sont toujours rapides; l'animal cherche à se relever.

2 h. 30 m.; après le début des accidents, les convulsions sont à peine sensibles; la respiration et la circulation moins accélérées; l'animal peut se relever et se maintenir debout; paralysie des membres assez notable. 3 heures; le lapin commence à manger; tout tremblement a cessé; la marche est encore un peu difficile; il n'y a pas la moindre paralysie; temp. rectale, 39°, 2, l'animal reprend plus tard son état normal.

XIXe Exp. — Lapin pesant 2150 grammes; temp. rectale 39,5 Je lui injecte sur la région dorsale 2 cc. d'une solution au 1/2 = 1 gramme de résorcine. Au bout de cinq minutes, léger frissonnement. Quartorze minutes, nouvelle injection de la même quantité de la solution; total : 2 grammes de résorcine. Dix-huit minutes, le tremblement devient un peu plus fort, les convulsions sont encore faibles, la respiration s'accélère, les contractions cardiaques augmentent de fréquence. Vingt-cinq minutes, temp. rectale, 39,8. L'animal cherche à se maintenir en équilibre comme s'il éprouvait des vertiges. Trente minutes, les convulsions cloniques deviennent plus intenses, l'animal tombe et ne peut se relever, la sensibilité persiste un peu obtuse. Quarante minutes, les muscles de la face et des membres antérieurs sont animés de mouvements convulsifs très intenses, les membres postérieurs sont moins agités la sensibilité est tout à fait obtuse, la respiration et la circulation sont très rapides; contractions tétaniformes des muscles de la nuque. Quarante-cinq minutes après quelques secousses plus violentes et espacees, l'animal expire. Temp. rectale prise immédiatement, 40,4. Les muscles des membres et du tronc sont flasques, on peut imprimer des mouvements dans tous les sens. La rigidité cadavérique survient quinze minutes après la mort.

Autopsie faite au bout d'une heure. Rigidité considérable des membres.

Cerveau et *moelle* congestionnés, il n'y a pas d'hémorrhagie le réseau veineux du canal rachidien est turgescent.

Poumons légèrement congestionnés surtout vers les bases.

Cœur. Le cœur *gauche* est contracté et vide. Le cœur *droit*, le ventricule et l'oreillette sont flasques et remplis de caillots noirs.

Les *veines* sus-hépatiques et les *veines* caves supérieure et inférieure sont remplies de sang noir.

Le *foie* présente à sa surface une fine vascularisation, à la coupe il s'en écoule du sang en abondance.

Les *reins* sont hyperémiés.

Les *intestins* sont très vascularisés.

L'*estomac* et l'*intestin* grêle sont totalement remplis d'aliments. L'épithélium stomacal se détache avec une facilité extrême en même temps que les aliments, la muqueuse paraît légèrement ramollie.

Les parties du tissu cellulaire où les injections hypodermiques avaient porté, examinées douze heures après, présentent une légère suffusion sanguine de la largeur d'une pièce de 50 centimes. Dans le voisinage, il y a arborescence musculaire et léger épaississement du derme.

XXe Exp. — Cobaye pesant 560 grammes. A quatre heures je lui injecte dans le rectum 0 gr. 75 de résorcine en solution au 1/5. A 4 h. 05 m. Le tremblement commence et va en augmentant et en se généralisant. A 4 h. 10 m., l'animal marche difficilement, il glisse en marchant, les membres sont agités par des secousses musculaires, la respiration et les bruits du cœur sont très accélérés. A 4 h. 15 m., tous les muscles sont atteints ; les mouvements convulsifs sont beaucoup plus intenses aux membres postérieurs, les secousses musculaires deviennent de plus en plus fortes et nombreuses; l'animal couché sur le côté ne peut plus se relever à cause de l'agitation de ses membres, il se débat sur place; la sensibilité est intacte. A 4 h. 20 m., les membres sont agités de mouvements convulsifs presque rhythmés et très fréquents, leur intensité augmente de minute en minute; relevé sur ses pattes il ne peut s'y maintenir et roule sur le côté, il a conscience de son état et il crie. A 4 h. 30 m., les secousses musculaires qui occupent le tronc, la face et les membres deviennent très violentes, les yeux restent toujours immobiles; les pupilles sont dilatées. A 4 h. 35, les convulsions deviennent d'une violence extrême, l'animal crie et claque des dents; la respiration est très accélérée et très difficile à percevoir au moyen du stéthoscope à cause des convulsions qui sont très violentes; on entend un frémissement fibrillaire intense. On voit par moment survenir des contractions convulsives dans les muscles de la mâchoire.

A 4 h. 50 m., les mouvements des membres postérieurs sont moins étendus et beaucoup plus espacés; les contractions convulsives atteignent le diaphragme et le hoquet se produit; la sensibilité devient obtuse. A 4 h. 55, les membres postérieurs sont à peine agités; la moitié antérieure du corps est toujours le siège de convulsions cloniques violentes; contractions tétaniformes des muscles de la nuque, la respiration devient imperceptible. A 5 heures, après quelques respirations forcées tout mouvement cesse; les membres ne sont pas contracturés; les muscles de tout le corps sont souples.

Temp. rectale, 40°. La rigidité absolue des muscles survient au bout de dix minutes.

L'*autopsie* est faite une heure après la mort.

Poumons congestionnés; en les coupant il s'en écoule une grande quantité de sang; ils surnagent dans l'eau.

Le *cœur droit* est rempli de caillots noirs, le *gauche* est vide et d'une consistance ferme.

Le *foie* est rouge et très hyperémié; sur sa face supérieure audessous du diaphragme, il existe un large caillot de sang, occupant presque la moitié de son étendue. Hémorrhagie survenue probablement par rupture de son parenchyme.

Les *reins* sont congestionnés et ne présentent pas d'autres altérations; entre les deux reins, au niveau de la colonne vertébrale, il existe une petite hémorrhagie ayant une étendue de 50 centimètres.

Les *intestins* sont très vascularisés; le rectum a pris une coloration blanchâtre opaque et ne montre aucune ulcération de sa muqueuse.

Tout le système veineux est turgescent.

Les enveloppes des *centres nerveux* dénotent une vascularisation intense sutout vers leur moitié supérieure ou antérieure; il n'y a pas la moindre trace d'hémorrhagie.

La *vessie* est pleine, l'urine qu'elle contient est blanche, laiteuse, cette urine, examinée au microscope, nous montre une grande quantité de granulations de nature spéciale, semblables à des grains de tapioca ou de sagou, il n'y a pas d'autres altérations; gardée dans un tube, elle se colore en brun foncé au bout de dix heures par le perchlorure de fer, elle donne une coloration noire.

Le sang examiné au microscope ne présente aucune déformation des globules.

Cinq jours avant l'expérience j'avais fait une injection sous-cutanée de 1 cc. d'une solution au 1/10 de résorcine; en examinant aujourd'hui la place injectée, je trouve une légère suffusion sanguine, mais il n'y a pas trace de sphacèle de la peau qui est absolument saine.

XXIe Exp. — Lapin pesant 1700 grammes; temp. rectale, 39,5. A 10 h. 10 m., injections sous-cutanées et profondes de 3 cc. d'une solution au 1/2 et de 1 cc. d'une solution au 1/5, total : 1 gr. 70 de résorcine; le tremblement commence à 10 h. 13 m. et va en s'accentuant. A 10 h. 20, on dirait que l'animal éprouve des vertiges, il se raidit sur ses membres, il recule et aussitôt après il tombe sur le côté et ne peut plus se relever. Les membres sont agités de mouvements convulsifs assez intenses, les yeux sont fixes, les pupilles légèrement dilatées; la sensibilité est obtuse; la respiration et la circulation sont excessivement accélérées. A 10 h. 26, les secousses musculaires deviennent de plus en plus intenses et se généralisent même à la face; convulsions des muscles de la mâchoire et claquement des muscles de la nuque. A 10 h. 30, les convulsions sont moins fréquentes aux membres, elles sont à peine visibles aux membres postérieurs; la mâchoire inférieure est animée de mouvements rhythmés, très vifs et rejetés dans un espace de temps relativement très court; il se produit le hoquet et une expiration brusque à cause des contractions convulsives des muscles du thorax. A 10 h. 35, l'étendue des mouvements est moindre, leur fréquence et leur intensité diminuent progressivement; la respiration et la circulation sont toujours très vives; abolition complète de la sensibilité. A 10 h. 37 m., après quelques mouvements d'expiration, la respiration devient imperceptible; le cœur bat deux ou trois fois et s'arrête aussi. Clignotement des paupières. Les pupiles se rapetissent, la mort s'accomplit. Temp. rectale, 41° Les membres sont tout à fait souples et mobiles dans toutes les directions, ainsi que le tronc. La rigidité cadavérique survient au bout de quinze minutes.

L'*examen cadavérique* est fait quatres heures après la mort de l'animal.

Poumons. Leur base est très congestionnée, coupée et jetée dans l'eau elle surnage, leur moitié supérieure est beaucoup moins hypérémiée.

Cœur droit. Le ventricule et l'oreillette sont flasques et remplis de caillots noirs. *Gauche*. L'oreillette contient un petit caillot, tandis que le ventricule est vide. La surface extérieure du cœur présente un notable développement de son réseau vasculaire.

Estomac. Sa muqueuse est ramollie et friable, l'épithélium se détache spontanément sur les aliments, ses tuniques se rompent avec une grande facilité, surtout au niveau de la grosse tubérosité.

Les *intestins* présentent une vascularisation intense.

Le *foie* est d'un rouge sombre ; en le coupant il s'en écoule une grande quantite de sang.

Les *reins* sont moins hyperémiés.

Tout le système veineux est gonflé et turgescent.

L'urine recueillie dans la vessie est rougeâtre, traitée par le perchlorure de fer, elle se colore en brun très foncé.

L'examen de quelques articulations démontre une vascularisation considérable.

Le réseau vasculaire du canal rachidien est rempli de sang surtout au niveau de la sortie des racines nerveuses des membres antérieurs et du thorax, la boite crânienne présente le même aspect le *cerveau* est vivement congestionné ainsi que la *moelle épinière* surtout à partir de la quatrième vertèbre dorsale jusqu'à la base du crâne.

Le sang ne présente au microscope aucune altération des globules rouges.

Les parties injectées montrent l'état suivant :

Là où l'injection a été sous-cutanée, le tissu cellulaire a pris une coloration brûnâtre et il y a une ecchymose de la largeur de 1 franc, le derme est épaissi ; et là, où l'injection a été intra-musculaire, la partie atteinte du muscle est devenue brûnâtre, opaque et friable à la moindre traction.

XXIIe Exp.—Lapin pesant 1940 grammes; temp. rectale 39,2. La respiration et la circulation sont calmes et lentes. A 10 h. 25 m., je lui injecte sous la peau et dans les muscles des membres 4 cc. d'une olution au 1/2 ou soit 2 gr. de résorcine. A 10 h. 27, le tremblement commence et se généralise aussitôt; l'animal cherche à se maintenir sur ses pattes, comme s'il avait le vertige. A 10 h. 28 m. frissonnement intense et convulsions de tous les muscles; la sensibilité persiste. A 10 h. 30 m., l'animal tombe sur le côté et ne peut plus se relever, les membres sont animés de mouvements convulsifs presque rhythmés; la respiration et les contractions cardiaques deviennent excessivement fréquentes. A 10 h. 35, les muscles de la face sont également le siège de convulsions cloniques, contractions tétaniformes des muscles de la nuque; les secousses musculaires des membres diminuent de fréquence et d'étendue; il n'y a pas de tétanos; la sensibilité est très obtuse. A 10 h. 40 la respiration est très accélérée; contractions convulsives des muscles de la mâchoire, les dents de l'animal claquent; dilatation des pupilles, les yeux sont immobiles, sans être convulsés. A 10 h. 45 m., la respiration devient presque imperceptible, les bruits du cœur sont excessivement rapides; les secousses des membres deviennent faibles et rares, les membres postérieurs sont presque immobiles, mais non contracturés; convulsions de la face et mouvements rapides de la mâchoire inférieure. Les oreilles sont légèrement hyperémiées. La sensibilité est entièrement abolie. A 10 h. 50, les membres sont à peine agités; la respiration est imperceptible; les battements du cœur sont désordonnés et il est impossible de les compter; les convulsions cloniques siègent surtout vers la moitié antérieure du corps de l'animal. A 10 h. 55, après quelques expirations et quelques convulsions plus faibles, tout s'arrête. Temp. rectale, 40° 2. Tous les muscles sont absolument souples. La rigidité cadavérique commence au bout de vingt minutes.

L'*autopsie* est faite une heure après la mort de l'animal. Rigidité considérable de tous les muscles.

Les *poumons* sont très légèrement congestionnés; ils ne présentent aucun indice d'inflammation.

Cœur. Le gauche est vide et ferme; le droit est mou, flasque et rempli de caillots noirs.

La surface antérieure du cœur présente une vascularisation intense.

Estomac. Ses parois sont épaissies surtout au niveau de la grande courbure ; à cet endroit, il y a des points où les glandes sont plus développées, probablement à cause du contact de la résorcine, lorsque je lui avais fait quelque temps auparavant une njection stomacale avec une solution concentrée. Pas d'ulcérations; sa muqueuse est un peu ramollie.

Les *intestins* sont hyperémiés.

Le *foie* et les *reins*, en les coupant, laissent s'écouler une grande quantité de sang; ils ne présentent aucune altération de leur parenchyme.

De l'urine, recueillie dans la vessie, et traitée par le perchlorure de fer, dégage une grande quantité de gaz qui n'a aucune odeur; l'urine se colore en brun.

Le réseau vasculaire du *cerveau* et de la *moelle allongée* est excessivement développé et turgescent ; celui de la *moelle épinière* est beaucoup plus apparent vers le tiers supérieur ou antérieur qu'au reste de sa longueur; il n'y a pas la moindre hémorrhagie.

Les tissus dans lesquels les injections ont été faites présentent une coloration grisâtre; les fibres musculaires ont pris une coloration brune, opaque et se rompent à la plus petite traction.

Quant à la partie où, dix jours auparavant, j'avais fait une injection sous-cutanée de 1 cc. d'une solution de résorcine au 1/5, je ne trouve aucune trace d'inflammation ou de suffusion sanguine.

Action physiologique et toxique.

Nous avons distingué, pour plus de facilité, l'action physiologique de l'action toxique ; mais, à proprement parler, nous ne croyons pas qu'on puisse établir une distinction bien nette, car de l'une on passe insensiblement à l'autre qui n'est qu'une accentuation de la première. Néanmoins, on peut considérer que l'action est physiologique, lorsque les effets du médicament se produisent sans laisser à la suite des lésions appréciables; et, que l'action est toxique, lorsque l'organisme se détériore ou que la mort s'ensuit.

Les phénomènes que nous allons décrire ont été observés sur les animaux. Quant à appliquer ces données sur l'homme, ce n'est qu'après de longues études et une minutieuse observation des faits, qu'on pourrait posséder des notions sûres et inaltérables.

Système nerveux. — La résorcine a une action très marquée sur les centres nerveux; nous croyons que, ce n'est que par leur intermédiaire qu'elle influe sur les fonctions des autres organes, et non pas en agissant primitivement sur le sang qui sert de véhicule au médicament.

En effet, quels sont les phénomènes qui se présentent sous nos yeux, lors de l'introduction du médicament dans le torrent circulatoire?

Des petites quantités de résorcine ne produisent aucun effet appréciable et saisissable sur les animaux, (Exp. I, III, IV) de même que sur l'homme, comme nous le verrons plus loin.

En élevant la dose, et ceci dans des proportions déterminées et en rapport avec le poids de l'animal, nous observons des phénomènes qui surviennent plus ou moins promptement, d'après la voie d'introduction du médicament et, par conséquent, sa plus ou moins rapide absorption, et qui présentent une constance remarquable dans leur mode d'apparition et leur évolution.

A partir de 30 centigrammes de résorcine par kilogramme du poids de l'animal, nous voyons se dérouler les phénomènes suivants : l'animal devient triste et inquiet, il reste immobile et immédiatement après il commence à frissonner (Exp. II, V, VI etc); le frissonnement s'accentue progressivement, et se transforme au bout de peu de temps en un tremblement général; tous les muscles sont le siège de contractions fibrillaires très fréquentes et d'une intensité variable; en appliquant le stéthoscope sur n'importe quel point du corps de l'animal, on entend un bruit intense et continu, comparable au frémissement cataire. Quelques minutes après surviennent des convulsions cloniques, épileptiformes, qui siègent principalement dans les membres, mais qu'on peut aussi constater facilement sur le tronc et la face, où elles sont moins apparentes, lorsque la dose n'est pas mortelle.

Ces convulsions, qu'on peut comparer aux secousses électriques se succèdent à de courts intervalles et occupent alternativement tous les muscles; d'abord faibles et espacées, elles augmentent graduellement de force et d'étendue; et, lorsqu'elles ont acquis leur maximum d'intensité, elles s'y maintiennent pendant quelques minutes et, ensuite, elles déclinent et s'apaisent en passant par des gradations successives. Cet état cesse dans un espace de temps relativement court et qui varie de 1 à 2 heures au plus. Cette rapidité constatée dans l'apparition et la disparition des phénomènes est due certainement à la solubilité extrême de la résorcine et, par conséquent, à sa facile absorption et élimination.

Sur quelques grenouilles (Exp. VIII, XIII) nous avons pratiqué la section complète de l'un des nerfs sciatiques au niveau de sa sortie du bassin. En détruisant ainsi toute communication possible entre la moelle épinière et les nerfs périphériques qui président à l'innervation des muscles, nous avons pu voir si l'action de la résorcine portait véritablement sur les centres moteurs ou directement sur les muscles et les terminaisons nerveuses par l'intermédiaire du sang altéré.

En effet, le membre dont l'innervation avait été interrompue était resté complètement inerte, tandis que le reste du corps était agité par des mouvements convulsifs ; ceci nous permet de dire que la résorcine agit exclusivement sur les centres nerveux, et non pas sur la contractilité musculaire ou la conductibilité nerveuse.

Son action, qui porte primitivement sur la moelle épinière, explique les mouvements convulsifs des membres. La parésie ne survient que lorsque l'excitabilité nerveuse tend à s'épuiser à la suite d'une excitation non interrompue et de longue durée ; mais nous ne l'avons jamais vue s'effacer et disparaître totalement pour donner lieu à de la paralysie. Du reste, même à des doses excessives, la mort survient avec les mêmes symptômes et sans paralysie.

L'excitabilité reflexe s'atténue considérablement sans être entièrement épuisée (Exp. VIII, X, XIII etc).

Nous n'avons pas pu malheureusement étudier l'influence de l'électricité sur les nerfs et les muscles. Malgré cela, nous croyons que la conductibilité nerveuse est peu altérée, parce que, en excitant mécaniquement le bout périphérique des nerfs, nous avons vu se produire desmouvements dans les doigts de l'animal.

La sensibilité générale est conservée et elle n'est atteinte que lorsque la dose est mortelle et tout à fait dans les dernières minutes. L'animal a conscience de son état, éprouve des vertiges, marche encore assez facilement si la dose n'est pas toxique, et ne tombe sur le côté sans pouvoir se relever, qu'en absorbant des quantités considérables de résorcine et voisines de la dose mortelle; ce qu'on peut obtenir avec au moins 60 centigrammes par kilogramme du poids de l'animal; si nous nous en rapportons aux effets constatés sur les animauxsoumis à l'expérimentation (Exp. IX, XVIII etc).

L'action de la résorcine sur l'élément moteur de la moelle est donc incontestable ; car, si les phénomènes observés étaient dus à l'altération durable du sang, ainsi qu'on a voulu l'expliquer pour l'acide phénique qui détermine des accidents semblables sur les animaux, nous aurions pu observer l'altération physique des globules sanguins, altération que nous n'avons pas constatée. Quant à l'action chimique, elle est encore à démontrer. Le sang présente son aspect normal et se coagule comme d'ordinaire; du sang noir exposé à l'air devient rapidement rutilant et rouge, ce qui n'arriverait pas, si les globules rouges avaient perdu leur propriété d'absorber l'oxygène.

Tous les animaux sur lesquels nous avons expérimenté, et dont quelques uns avaient subi plusieurs épreuves successives dans l'espace de quatre mois, n'ont nullement souffert à la suite. Quant à l'Exp. IX, où l'on voit l'animal rester quelque temps malade, nous attribuons cet accident à l'irritation intempestive des voies digestives et urinaires et aucunement à l'altération du sang. Nous conservons même un cobaye, sur lequel nous avons expérimenté un grand nombre de fois, en produisant toujours des phénomènes convulsifs, et qui aujourd'hui encore se porte admirablement bien. Cet avantage est incontestablement dû à l'élimination rapide de la résorcine. Il n'y a pas de cumul dans l'économie; ce qui permet d'éviter l'intoxication tout en employant assez longtemps des doses élevées.

On est tenté de comparer l'action de la résorcine à celle de la strychnine, dont elle s'éloigne sur plusieurs points; sur certains points même cette action est diamétralement opposée. Nous avons rarement remarqué quelques convulsions tétaniformes siègeant surtout, et presque exclusivement, dans les muscles de la nuque; mais jamais le véritable tétanos et encore moins l'opisthotonos, comme le dit M. J. Andeer, à moins qu'il ne veuille indiquer par ce mot les rares convulsions tétaniformes des muscles de la nuque (1).

Lorsque la dose est mortelle, dose que nous croyons pouvoir fixer de 90 centigrammes à 1 gramme par kilog. du poids de l'animal, (Exp. XIX, XX etc, suivantes), nous voyons les phénomènes convulsifs du début se manifester comme nous l'avons indiqué antérieurement, et suivre la même marche, mais aller beaucoup plus rapidement. L'animal éprouve des vertiges et tombe

Loc. cit., p. 46, 54.

sur le côté; les mouvements convulsifs, d'abord très violents, s'affaiblissent peu de temps après leur apparition et deviennent rares; tandis que, des convulsions excessivement intenses et fréquentes animent les muscles du thorax, du cou et de la face. Les yeux restent immobiles, les pupilles sont dilatées et insensibles à la lumière; la sensibilité générale diminue rapidement et disparaît; les plus fortes excitations n'amènent plus aucun mouvement répulsif; la contraction convulsive du diaphragme survient; et le hoquet se produit à de courts intervalles; la respiration devient saccadée ; plus tard, elle est à peine perceptible et s'arrête à la fin, après quelques mouvements convulsifs du thorax. L'animal meurt au bout de 0 h. 30 minutes à partir du début des accidents.

Ainsi, à dose mortelle, l'action de la résorcine se porte surtout sur le segment supérieur de la moelle et sur le cerveau.

La résorcine est donc un excitant assez puissant du système nerveux central.

Circulation et Respiration. — A dose élevée mais non mortelle, et à plus forte raison lorsque la dose est mortelle, nous avons observé une accélération considérable des mouvements respiratoires et en rapport avec la fréquence et l'intensité des mouvements convulsifs. La respiration est anxieuse, excessivement rapide, et par moment, saccadée, à cause des convulsions des muscles du thorax et du diaphragme. Au bout de quelques minutes, si la dose est mortelle, la respiration devient superficielle en gardant toujours la même rapidité; plus tard, elle est à peine perceptible et elle s'arrête à la fin, alors on peut encore entendre quelques contractions cardiaques.

De même, les contractions cardiaques augmentent rapidement de fréquence et deviennnent tellement nombreuses qu'il est presque impossible de les compter. La pression sanguine est considérable; le système vasculaire devient turgescent et lorsqu'on ouvre un vaisseau de l'oreille, le sang s'écoule abondammeut (exp. XVIII), ce qui n'arriverait pas si l'animal était dans son état normal. La circulation capillaire, examinée au microscope sur la membrane interdigitale des grenouilles, s'accélère aussitôt après l'absorption du médicament, et cette accélération persiste jusqu'à la mort de l'animal, tandis qu'au contraire, une excitation mécanique n'amène qu'une accélération réflexe momentanée. La respiration s'arrêtant la première, la circulation pulmonaire cesse et réagit ainsi sur la fonction du cœur; ce que nous explique la plénitude du ventricule droit et par voisinage, celle de l'oreillette du même côté, tandis que le ventricule gauche s'arrête à l'état de systole ne recevant plus de sang de la circulation pulmonaire (Exp. XIX, XX et suiv.).

Cette fréquence dans les mouvements respiratoires, est-elle due à une excitation réflexe, par le besoin qu'éprouvent les poumons de se débarrasser de la grande quantité d'acide carbonique produite par la suractivité musculaire? est-elle l'effet d'une action directe sur les centres nerveux? Cette rapidité dans les contractions cardiaques, ainsi que la turgescence de tout le système vasculaire, sont-elles dues également à une excitation centrale? Nous ne pouvons le dire d'une manière catégorique; néanmoins nous penchons vers l'excitation centrale directe, à cause de l'état éminemment congestif des centres nerveux, lequel on ne peut expliquer que par une excitation assez intense et continue, excitation que nous démontrent aussi les autres phénomènes étudiés plus haut.

L'action de la résorcine sur les autres organes est secondaire ; la rapidité de la circulation amène la congestion du foie, des reins, etc. ; cette congestion peut être aussi attribuée, en partie, à une irritation locale que pourrait produire cet agent introduit dans l'organisme en grande quantité. De toutes nos expériences, une seule fois seulement (exp. IX), nous avons observé de l'hématurie, à la suite de l'absorption du médicament en quantité toxique mais non mortelle. Cette hématurie, nous la rattachons à une double cause : d'abord à l'hypérémie intense qui survient dans les reins comme dans tous les autres organes ; et ensuite à la nature même des reins qui sont chargés de se débarrasser de l'agent toxique et, par conséquent, sont soumis à une double irritation directe et indirecte.

J. Andeer, quoique l'ayant observée plusieurs fois, cherche à l'attribuer à d'autres causes fortuites et accidentelles. Nous ne sommes point de son avis.

Les muscles restent tout à fait intacts et ne pourraient être influencés que par une action indirecte. La résorcine n'a aucune action directe sur leur contractilité (exp. VIII, XIII). Flasques et mous immédiatement après la mort, les muscles ne deviennent rigides que de 10 à 20 minutes après la cessation de la vie. Cette rigidité est cadavérique et ne peut être attribuée à une influence nerveuse ; elle survient rapidement à cause de la grande quantité de produits excrémentitiels, qui se sont accumulés dans le muscle à la suite de sa suractivité extrême, et sans qu'il ait pu s'en débarrasser entièrement.

Cette suractivité musculaire et circulatoire explique aussi l'élévation notable de la température, élévation qui avait toujours atteint 40 à 41 degrés et que nous avons constatée au moment de la mort de l'animal (exp. XIX et suivantes), contrairement à l'acide phénique, qui produit un abaissement considérable de la température, abaissement pouvant aller jusqu'à 30 degrés centig. au moment de la mort. Il est bien certain que nous n'attribuons pas cette élévation de la température à une action directe de la résorcine, mais nous la considérons plutôt indirectement produite, ainsi qu'on le voit dans certaines maladies des centres nerveux : la méningite simple et le tétanos.

Action de la résorcine sur le sang.

La Résorcine, introduite dans l'organisme animal à dose mortelle, n'a aucune action sur les éléments figurés du sang, que nous avons maintes fois examiné au microscope ; et même, lorsque quelques gouttes d'une solution de résorcine au 1/5 sont mises directement en contact avec le sang sous le microscope, la fibrine se coagule et englobe le plus grand nombre des hématies;

quelques-unes restent isolées, et sur celles-là il est facile de voir (exp. X, XI, XII, etc.) que la déformation n'est visible qu'au bout de quelque temps, le protoplasma se rétracte, le noyau et quelques granulations apparaissent dans les globules du sang de la grenouille. Les globules rouges du lapin ou de l'homme paraissent plus petits par la rétraction du protoplasma ; ils sont réguliers, et en les examinant plus attentivement, on voit qu'ils sont entourés d'une auréole, formée peut-être par leur enveloppe ou cuticule; plus tard ils commencent à se désagréger, à se dissocier, mais ces déformations se montrent aussi lorsqu'on emploie des liquides inactifs, tels que l'eau pure, etc. Tout le monde sait combien les globules sanguins sont facilement altérables, de sorte que nous ne pouvons pas attribuer leur déformation si peu considérable à une action quelconque de la résorcine. Quant à sa manière de se comporter avec les éléments chimiques du sang, la question est encore trop discutée pour que nous cherchions à la résoudre.

Examen cadavérique. — En pratiquant l'examen du corps, lorsque la mort survient à la suite de l'introduction dans l'organisme animal d'une dose mortelle de résorcine, on constate une congestion considérable de tous les organes.

Les *centres cérébro-spinaux* sont le siége d'une hyperémie intense, et qui paraît beaucoup plus développée vers la moitié supérieure de la moelle épinière et le cerveau; le réseau veineux ducanal rachidien et de la boîte crânienne est turgescent. Du reste, nous avons vu qu'à dose mortelle les phénomènes convulsifs des membres postérieurs étaient presque insignifiants; ils paraissent plus localisés sur les muscles du thorax, du cou, de la face et sur les organes qui se trouvent à ce niveau. Nous n'avons jamais observé d'hémorrhagie dans les centres nerveux, malgré l'état éminemment congestif de ces régions.

Les *poumons* ont toujours présenté une congestion plus ou moins grande, pouvant aller quelquefois jusqu'à la splénisation. Ils ont pourtant toujours conservé leur perméabilité et surnageaient facilement dans l'eau, même lorsqu'ils avaient un aspect presque splénique; nous n'avons jamais constaté d'inflammation ni de formation de produits morbides dans le poumon ou au niveau des plèvres, malgré une production longtemps répétée des accidents toxiques.

Le *cœur*, très vascularisé à sa surface, présentait le ventricule et l'oreillette droits mous et flasques et remplis de caillots noirs, l'oreillette gauche contenant un peu de sang rougeâtre et le ventricule du même côté vide et gardant sa consistance normale.

Le *foie* et les *reins* laissaient s'écouler une grande quantité de sang à la coupe et n'avaient jamais donné des signes de la dégénérescence graisseuse. Nous attribuons l'hémorrhagie, que nous avons observée une fois (exp. XX) sur la face supérieure du foie, à une déchirure de son parenchyme, causée par les violentes convulsions du diaphragme.

L'*estomac*, lorsqu'il n'avait pas servi de voie d'introduction au médicament, avait ses parois minces, facilement déchirables, et sa muqueuse présentait un état de ramollissement, tel que l'épithélium se détachait même par le simple contact des aliments. Une fois seulement, lorsque la résorcine avait été administrée par la voie stomacale, en solution concentrée, ses parois, examinées plus tard, avaient acquis un épaississement notable et, au niveau de la grande courbure, un développement insolite des glandes stomacales, sans aucune ulcération. Ce ramollissement de la muqueuse stomacale que nous avons toujours constaté, peut-il être assimilé au ramollissement stomacal que Schif (1) avait attribué à des lésions de pédoncules cérébraux? Nous émettons cette hypothèse, à cause de l'hyperémie excessive des centres nerveux, mais sans pouvoir nous prononcer là-dessus.

Les *intestins*, à part la grande vascularisation qu'ils présentaient, ne montraient aucune autre altération. Le *rectum* qui avait servi quelquefois de voie d'introduction au médicament, et dont nous avons pu faire une fois l'examen (Exp. XX) *post mortem*, nous a montré sa muqueuse blanchâtre, opaque et légèrement ridée; il n'y avait ni eschare ni ulcération.

L'examen du *tissu cellulaire* sous-cutané ou des *muscles*, dans lesquels avaient porté les injections de la substance médicamenteuse, après de nombreuses recherches, (exp. I, II, III, IV, etc.), nous a donné les résultats suivants : des solutions aqueuses de résorcine au 1/5e et au-dessous, peuvent être faites, sans hésitation, même dans le tissu cellulaire sous-dermique, et sans amener

(1) M. Duval. Physiol., p. 283; 1879.

des lésions appréciables et durables. Les parties injectées avec ces solutions, examinées immédiatement après, sont le siège d'une légère suffusion sanguine et d'une infiltration séreuse très peu visible; il n'y a presque pas d'inflammation; tout se résorbe au bout de quelques jours et aucune lésion ne subsiste.

Des solutions plus concentrées au 1/4, au 1/2 ou des injections de solutions moins concentrées répétées à la même place, peuvent causer le sphacéle de la partie injectée qui s'élimine doucement et sans dégâts considérables; l'inflammation est peu intense et la réparation se fait assez vite. Les fibres musculaires prennent un aspect gris brunâtre, deviennent opaques et friables dans toutes l'étendue, où avait porté le liquide injecté en état concentré; nous n'avons pas eu l'occasion d'observer la marche ultérieure de ces parties ainsi modifiées.

Antidotes. — En comparant les effets produits par la résorcine sur l'organisme animal à ceux de l'acide phénique, nous voyons qu'ils présentent une grande analogie entre eux. Cette analogie qu'on peut retrouver dans toutes les propriétés de la résorcine, nous a conduit à rechercher s'il était possible d'empêcher l'action toxique de cet agent où d'arrêter ses effets nuisibles en employant des substances capables de donner ces résultats.

Baumann (1), le premier et d'autres après lui, avaient reconnu que les phénols se combinent dans l'économie animale avec l'acide sulfurique des sulfates de l'orga-

(1) Baumann. Uber die aromatischen Aether schefelsauren..... Archiv. f. Anat. und Physiol., p. 334, 1877, et p. 576-78, 1878.

nisme, pour former un éther phénylsulfurique, ayant des propriétés éminemment moins toxiques que celle de l'acide phénique pur. Partis de ces données, ils avaient cherché si, en introduisant dans l'organisme un sulfate alcalin ou alcalino-terreux, tels que le sulfate de soude ou le sulfate de magnésie, on ne pourrait pas empêcher ou arrêter l'intoxication et mettre ainsi obstacle aux pertes qu'aurait pu subir l'organisme par la formation de l'éther phénylsulfurique. Les résultats obtenus militent en faveur de cette idée. Les expériences entreprises par Baumann sur les animaux avec les diverses substances de la série aromatique tendent à démontrer cette manière de voir. Mais nous n'avons pas encore une certitude absolue et des connaissances sérieuses, au moins quant aux transformations et aux décompositions que subit la résorcine mise en contact avec les différents tissus et humeurs de l'organisme animal.

En nous conformant aux idées émises par Baumann, Salkowki, Sonnenburg, etc., nous avons fait quelques expériences qui ne nous ont donné que des résultats médiocres et même presque nuls.

Du sulfate de soude administré en quantité suffisante, longtemps, peu de temps avant ou pendant les accidents toxiques (exp. XIV, XV, XVI, XVII et XVIII), ne nous a paru produire aucun effet salutaire. Les accidents avaient fait leur apparition comme d'ordinaire, et continué de même. Pourtant nous ne voulons pas conclure à la hâte, et nous espérons que d'autres expériences seront plus décisives.

Elimination ; examen des urines. — La résorcine s'élimine presque totalement par les urines. Cette élimination est excessivement rapide, puisqu'au bout d'une heure, et même plus tôt, après l'introduction du médicament dans le torrent circulatoire, on peut constater la modification des urines, le changement de leur coloration et présumer ainsi la présence de la résorcine transformée ou combinée, si on ne peut pas encore la démontrer d'une manière certaine. Les réactifs que nous possédons aujourd'hui ne sont pas assez sensibles pour décéler de petites quantités de cet agent; et en dehors de cela, il y a plusieurs circonstances dues à des causes chimiques ou physiques qui empêchent cette présence d'être constatable.

Ce que nous savons, c'est que nous obtenons, avec le perchlorure de fer, seul réactif possible à employer en ce moment en clinique, une coloration plus ou moins foncée ou noire, qui pourrait nous faire supposer la présence de ses dérivés. Quant à la coloration violette, non-seulement il y a diverses conditions qui peuvent empêcher sa mise en évidence, mais aussi, pour l'obtenir manifestement, il faudrait une certaine quantité de résorcine pure. Nous avons fait quelques essais avec des urines contenant une certaine quantité de résorcine pure et nous avons constaté que pour obtenir la coloration violette par le perchlorure de fer, il faut que les urines soient neutres ou légèrement acides; les urines albumineuses ou ammoniacales entravent complètement la production de la couleur violette; les urines sucrées l'entravent seulement lorsqu'elles sont ammoniacales.

Dans les urines neutres, dans lesquelles on ajoute de la résorcine et qu'on traite ensuite par le perchlorure de fer, il se forme d'abord un précipité blanc abondant qui se redissout; on peut constater alors la coloration violette, de même pour la coloration brune ou noire on observe les mêmes réactions.

L'urine des animaux ou des malades ayant absorbé de la résorcine, prend souvent une coloration plus ou moins foncée, peu de temps après son émission. Cette coloration brunâtre ou presque noire chez les malades fébricitants qui avaient absorbé des doses minimes de résorcine, doses qui ne produisent aucun effet appréciable, n'est pas un indice d'intoxication, comme on l'avait dit à propos de l'acide phénique ; nous l'attribuerions plutôt ou à une transformation quelconque de la résorcine ou à une combinaison avec les produits excrémentitiels de l'urine.

La résorcine se combine-t-elle dans l'organisme avec des substances qui la transforme assez complètement, pour qu'elle ne puisse plus être mise en évidence, lors de son élimination par les urines? Subit-t-elle des modifications moléculaires qui la changent en un de ses isomères : pyrocatéchine, hydroquinone ou leurs dérivés quinone, acide oxalique etc? Ce sont là des questions qui sont insolubles pour le moment, tellement les modifications chimiques de ces substances (1) sont difficiles à saisir. L'élimination rapide de la résorcine modifiée

(1) Baumann et Preusse. Archiv. f. Anatom. und Physiol., p. 245-49, 1877; et Fauber, Zeitschift f. Physiol. chemie, B. 2, p. 369, 1878.

empêche le cumul de cette substance dans l'organisme et explique la courte durée de ses effets toxiques ou physiologiques.

Action sur l'homme sain.

L'action de la résorcine sur l'homme sain est encore bien peu connue. Les rares observations que nous avons pu faire ne permettent pas de nous étendre sur ce sujet.

Administrée à petites doses, aucun phénomène appréciable ne se manifeste; la température, la circulation et la respiration sont peu influencées. A doses plus considérables, et en ne nous en rapportant qu'à la seule observation que nous connaissions : celle de J. Andeer (1) sur lui-même, nous voyons que, après l'absorption de 10 grammes de résorcine dissoute dans 250 grammes de liquide pris dans l'espace de 15 minutes, il avait éprouvé des éblouissements ; la vue était devenue trouble; l'ouie et l'odorat étaient presque abolis; la salivation était forte. Ensuite il avait eu des vertiges et perdu la conscience ; d'après les indications des personnes présentes, il avait eu des convulsions cloniques générales, des convulsions tétaniformes de la nuque et la respiration s'était accélérée. M. J. Andeer dit ne pas avoir observé de modifications dans la température, tandis qu'il dit que chez les animaux la température baisse jusqu'à 30° C. au moment de la mort, ce qui est complètement en desaccord avec nos observations chez les animaux

(1) Loc. cit., p. 54-55.

(v. p. 67) ? Tous les accidents avaient disparu au bout de 5 heures, et, le lendemain, l'expérimentateur était aussi bien portant que les jours précédents.

Ce qui précède confirme nettement nos expériences sur les animaux, et si, plus tard, des observations semblables viennent à être publiées, l'action de la résorcine sur les animaux et sur l'homme sera absolument identique, contrairement à l'acide phénique qui, chez l'homme, agit pour ainsi dire, insidieusement, et qui, d'après nos connaissances actuelles sur cet agent, ne produit de convulsions cloniques que chez les animaux.

Quant aux modifications que la résorcine apporte chez l'homme sain, sur la circulation, la respiration et, par conséquent, sur la température, il n'y a encore rien de bien établi, puisque ses effets doivent varier suivant les doses et leur mode d'administration, de sorte que on ne peut pas dire d'avance que son action soit nulle à doses non toxiques.

CHAPITRE III

De l'action de la résorcine sur les organismes vivants, peut-on conclure a son application en thérapeutique.

La plupart des substances médicamenteuses ont été employées en médecine dans un but thérapeutique longtemps avant la connaissance de leur action physiologique ; il n'y en a qu'un petit nombre qui ont été bien étudiées avant leur application thérapeutique. Dans ce groupe de médicaments, nous pouvons ranger la résorcine, puisque ce n'est qu'avec connaissance de cause, et après avoir observé presque exactement ses effets sur les organismes, qu'on a pu entreprendre son application en thérapeutique. Souvent cette application ne pourra être faite sans tâtonnement, parce que les causes de la plupart des maladies ne sont pas encore connues et démontrées avec certitude ; dans le plus grand nombre des cas, il n'y a que des hypothèses et certainement ce n'est pas de cette manière qu'on peut aller sûrement vers le but qu'on s'est proposé d'atteindre.

En nous basant sur les différentes propriétés de la résorcine, que nous venons d'étudier, nous chercherons si on peut en faire une application avantageuse et efficace.

TROISIÈME PARTIE

Applications cliniques de la Résorcine.

Les applications cliniques de la Résorcine sont, dès à présent, multiples. Nous les diviserons donc en internes ou générales, et externes ou locales.

CHAPITRE PREMIER

Applications internes.

En comparant les propriétés de la Résorcine à celles des autres substances usitées et appartenant à la même famille chimique, nous avons cru que nous pouvions avoir là un guide utile pour l'application thérapeutique de cette substance.

La résorcine a été d'abord utilisée dans la fièvre typhoïde, sans résultats absolument certains. En effet, peut-on dire que dans l'organisme malade, lorsque la cause qui a produit la maladie n'est pas encore suffisamment connue, lorsque les conditions dans lesquelles l'élément morbide s'est développé ne sont pas tout à fait bien étudiées ; peut-on dire que les résultats seraient les mêmes que lorsqu'on expérimente sur des corps qu'on peut soumettre à des conditions stables ou variables suivant l'effet recherché ? Non certes, et nous pensons que nous n'obtiendrons que des résultats semblables sur les maladies de même origine tant que nous n'aurons que des notions indécises et vagues. Néanmoins, nous ne devons point passer sous silence les quelques remarques que nous avons pu faire. Dans presque la totalité des cas, assez nombreux, de fièvre typhoïde que nous avons observés, nous avons constaté une marche de la maladie absolument normale ; les complications, tant celles du système nerveux que celles des autres organes avaient été nulles ; le flux diarrhéïque, si considérable dans cette maladie, était peu abondant ; la convalescence avait été assez rapide. Ces résultats, quoique peu encourageants, nous permettent pourtant de dire qu'il ne faut pas abandonner complètement cette substance, et qu'on doit l'employer conjointement avec les autres médicaments (alcool, quinquina etc) usités dans ces cas, surtout à la place de l'acide phénique qu'on est tenté d'administrer quelquefois.

Influence sur la température. — Nous avons supposé que la résorcine pourrait au moins produire, dans la fièvre typhoïde, des effets antithermiques ; mais les résultats obtenus ne nous ont pas donné gain de cause. Les conditions dans lesquelles nous nous sommes trouvé pour l'expérimentation clinique ne nous ont pas permis de faire une observation très attentive à ce point de vue.

Quant à nos expériences sur les animaux nous avons eu parfois, lorsque la dose n'était pas mortelle (Exp. XV, XVI), un léger abaissement de la température, qui n'avait pas dépassé 0,5, de degré. On pourrait nous objecter que ce n'est que lorsque l'organisme se trouve dans un état fébrile assez prononcé que les effets antithermiques de la résorcine pourraient être appréciables; soit, mais ces effets peuvent-ils être durables ? nous ne le pensons pas, à cause de l'élimination très rapide de la résorcine.

M. Lichtheim (1) l'avait expérimentée à ce point de vue; il dit avoir obtenu un grand abaissement de la température abaissement pouvant aller jusqu'à 3 degrés centigrades; non pas dans la fièvre typhoïde grave, la pneumomie, l'érysipéle etc, mais surtout dans les fièvres intermittentes; les cas légers de typhus abdominal et autres maladies. Cette chute de la fièvre n'est pas durable; à peine persiste-elle une heure ou deux et la température reprend son état primitif. M. Lichtheim considère l'action antifébrile de la résorcine comme étant beaucoup plus rapide et plus énergique que celle de l'acide salicylique et de la quinine, et il croit qu'elle pourra être bien utile dans certains cas, malgré la courte durée de son action. Nous regrettons de ne pas avoir pu obtenir des résultats aussi manifestes et aussi considérables. M. Lichtheim dit bien que, pour observer le pouvoir antithermique de la résorcine, il est nécessaire qu'elle soit de prime abord administrée en quantité notable, (2 à 4 grammes à la fois) et ensuite que la température soit

(1) Correspond. Blatter für Scheweïzer Artze, nº 14, 1880; et Tribune méd., 29 août et 12 sept. 1880.

examinée presque aussitôt après l'ingestion du médicament.

Nous croyons que c'est à cause de cela qu'il ne nous a pas été possible de constater ce résultat consigné par M. Lichtheim. Nous pensons que cette façon d'administrer le médicament n'est pas bien avantageuse pour le patient, à cause de la légère causticité de la résorcine. Excepté toutefois dans les cas d'absolue nécessité, et lorsqu'on doit agir d'un manière rapide et vigoureuse.

Dans tous les cas que nous avons pu observer, la résorcine avait été toujours administrée à doses fractionnées, ne dépassant pas 50 centigrammes ou 2 grammes dans la journée, jamais plus ; et certes ce n'est pas dans ces conditions, d'après les remarques de M. Lichtheim, que nous aurons pu constater les effets antithermiques de la résorcine.

Dans le *Rhumatisme articulaire* généralisé, dans lequel M. Lichtheim dit n'avoir pas obtenu de résultats assez satisfaisants, nous, au contraire, ayant observé quelques bons effets relativement à la température et surtout à la diminution de la douleur et de la phlogose articulaire, nous avons cru utile de consigner ici les quelques observations que nous avons recueillies dans le service de notre excellent maître, M. Dujardin-Beaumetz.

Rhumatisme articulaire aigu.

Observation I.

Le nommé Jules Van.., âgé de 23 ans, exerçant la profession

de tonnellier. Entré le 22 novembre 1880 à l'hôpital Saint-Antoine, service de M. Dujardin-Beaumetz, salle Saint Lazare, n° 12.

Antécédents : Pas d'antécédents héréditaires.

Il n'a jamais été malade. En 1874, il avait une blennorrhagie et des chancres, sans accidents consécutifs.

Depuis son enfance, il travaille dans les caves de Bercy, où, prétend-il, il est exposé à l'humidité. Il n'a jamais été atteint par le rhumatisme articulaire.

Il y a huit jours, à la suite de grandes fatigues et de refroidissements, le patient avait éprouvé des frissons, de la fièvre et quelques douleurs lombaires ; les jours suivants les douleurs s'étaient portées dans les articulations des genoux et des pieds et ensuite dans celles du membre supérieur gauche.

État actuel. — Aujourd'hui, 23 novembre, le membre supérieur droit est atteint ; le poignet est enflé et légèrement rouge, très douloureux au moindre mouvement ; les articulations du coude et de l'épaule sont aussi douloureuses, mais elles sont moins que celles du poignet ; les mouvements sont pénibles.

Les articulations des membres inférieurs sont indolores, excepté au niveau des tendons, du creux poplité gauche, où la pression provoque de la douleur.

A l'auscultation du cœur, on constate un bruit de souffle au premier temps, à la pointe.

Temp. axillaire : 39°. Pulsations : 100. Respirations : 24.

Traitement. 1° Vésicatoire sur la région cardiaque.

2° Potion avec 0 gr. 50 de résorcine prise en trois fois dans l'après-midi.

Le 24. Même état. Le malade n'a éprouvé aucune sensation désagréable en prenant le médicament. Temp. 39°. Puls. 95. Resp. 20, Résorcine, 0 gr. 50

Le 25. Aujourd'hui les douleurs du bras droit ont diminué d'intensité ; les mouvements sont plus faciles ; l'œdème persiste ; mais en même temps il se plaint de quelques douleurs dans les articulations du bras gauche ; il n'y a pas d'œdème. Temp. 38°, 6. Puls. 90. Resp. 22. Résorcine, 0 gr. 75.

Le 26. L'œdème du poignet droit tend à diminuer ; le poignet est peu douloureux ; les articulations du bras gauche sont douloureuses et la main est enflée ; l'appétit est assez bon, il n'y a ni diarrhée ni constipation. Temp. 39°, 2. Puls. 90. Resp. 22. Résorcine, 1 gramme.

Le 27. Le membre supérieur droit est complètement guéri, les mouvements sont faciles et indolores, l'œdème du poignet a disparu : au membre supérieur gauche les mouvements sont difficiles et douloureux ; le poignet et la main sont œdématiés.

Le malade n'éprouve aucune sensation de chaleur ou de brûlure du côté de l'estomac ; l'appétit et la digestion sont faciles. Temp. 38°, 8. Puls. 90. Resp. 22.

Les urines prennent à l'air une coloration légèrement foncée, coloration qui devient presque noire par le perchlorure de fer. Résorcine, 1 gramme.

Le 29. Les douleurs ont beaucoup diminué d'intensité ; l'œdème est presque dissipé ; pas de gastralgie ; selles régulières. Temp. 37° 8. Puls. 80. Resp. 18.

Urines foncées. Gardées, elles s'altèrent seulement au bout du cinquième jour ; jusque-là, elles conservent leur odeur fraîche, non ammoniacale. Résorcine, 1 gramme.

Le 30. État général très satisfaisant. Presque toutes les articulations sont indolores, excepté celle de l'épaule droite, encore un peu malade ; les autres sont libres et les mouvements faciles. Temp. 37°, 5. Puls. 65. Resp. 18. Résorcine, 1 gr.

1er décembre. Même alt. appétit et digestion excellente. Temp. 37°. Puls. 70. Resp. 18. Résorcine, 1 gr.

Le 3. La guérison est complète. Toutes les articulations sont libres et nullement douloureuses. L'appétit et la digestion sont très bons. Temp. 37°. Puls. 70.

Le malade avait continué le traitement encore quelques jours. Il était sorti entièrement guéri et n'éprouvant plus aucune douleur.

L'administration du médicament se faisait en plusieurs fois dans la journée, et quoique les doses eussent été en augmentant, le patient n'avait jamais éprouvé aucune sensation désagréable ou pénible ; au contraire, il réclamait toujours sa potion, même après sa guérison définitive.

Obs. II.

Le nommé Léon Cuj..., âgé de 20 ans, garçon nourricier, entre le 6 décembre 1880 à l'hôpital Saint-Antoine, service de M. Duj.-Beaumetz, salle Saint-Lazare, n° 5.

Antécédents : Il n'avait jamais eu de rhumatisme. Il y a huit jours, il a commencé à éprouver des frissons, de la fièvre et à souffrir des articulation des genoux ; le genou gauche était très douloureux, ainsi que l'articulation tibio-tarsienne, un peu rouge et enflée.

Depuis deux jours les douleurs s'étaient portées dans l'articulation tibio-tarsienne droite et ensuite dans le genou du même côté.

Etat actuel. Aujourd'hui, 6 décembre, le genou droit est très douloureux, un peu rouge et adématié ; par la palpation on constate un peu de liquide dans l'articulation ; les autres articulations plus haut mentionnées sont moins atteintes. Temp. 38°, 5. Pulsations 80.

Rien au cœur.

Le 7. Ce matin, même état. Le genou droit est très douloureux, les mouvements sont bien pénibles. Temp. 38°, 5. Puls. 80.

Traitement. Potion avec résorcine, 1 gr. Ce traitement est continué à la même dose jusqu'à la guérison.

Le 8. Le malade avait pris sa potion en une seule fois, et aussitôt il avait éprouvé un peu de chaleur à l'épigastre et des renvois acides, la salivation était un peu abondante ; les douleurs articulaires sont moins intenses. Temp. 38°. Puls. 75.

Le 9. En prenant le médicament à doses fractionnées toutes les demi-heures, il n'éprouve rien à l'estomac.

Les douleurs du genou droit ont beaucoup diminué, ainsi que l'œdème ; l'épanchement tend à se résorber ; les mouvements sont moins pénibles ; les autres articulations sont à peine douloureuses.

Rien au cœur. Temp. 37°, 5. Puls. 70.

Le 10. L'amélioration se maintient. Appétit et digestion très bons. Temp. 37°, 5. Puls. 65.

Le 11. L'épanchement de l'articulation du genou droit est entièrement résorbé ; les mouvements sont indolores et très faciles. Temp. 37°. Puls. 65.

Le 12. Le malade se lève et marche assez bien, il n'éprouve aucune douleur dans les articulations ; il ne reste plus de trace de l'épanchement. On cesse le traitement. Temp. 37°. Puls. 65.

Le 13. La guérison se maintient. Sortie.

Obs. III.

Le nommé Pierre Yol..., âgé de 37 ans, exerçant la profession de peintre en bâtiments, entra le 28 janvier 1881 à l'hôpital Saint-Antoine, service de M. Duj. Beaumetz, salle Saint-Lazare, n° 27.

Antécédents : Pas de parents rhumatisants.

Le malade a eu plusieurs attaques de rhumatisme aigu. La première à l'âge de 15 ans, alité pendant deux mois, rhumatisme articulaire généralisé. La deuxième à l'âge de 22 ans et la troisième il y a 2 ans.

Il exerce le métier de peintre depuis 12 ans. L'année dernière, il a eu des coliques de plomb très intenses pour lesquelles il était entré à l'hôpital.

Il y a quatre jours il a de nouveau commencé à éprouver des frissons, de la fièvre, de l'inappétence et en même temps à souffrir des articulations des membres inférieurs.

Etat actuel. Aujourd'hui, 29 janvier, le malade est pâle, anémié, léger liséré, langue un peu chargée, appétit médiocre. Pas de coliques, constipation.

Toutes les articulations sont douloureuses spontanément et par la pression. La face dorsale du pied gauche est enflée et rouge ainsi que l'articulation du genou du même côté, qui présente un épanchement assez considérable.

Cœur normal.

Temp. ax. 39°, 4. Puls. 95. Potion avec 2 grammes de résorcine en quatre fois. Urine, densité 1,018, pas d'albumine.

Temp. ax. 39,4. P. 95. Potion avec 2 grammes de résorcine, en quatre fois. Urine, densité 1,018. Pas d'albumine.

Le 31. Diminution notable des douleurs. Le malade peut exécuter quelques mouvements sans souffrir; il n'éprouve aucune sensation du côté de l'estomac. Temp. 37,5. P. 70.

L'urine est légèrement brune; traitée par le perchlorure de fer, elle donne une coloration violacée noire.

1er février. Les articulations du côté gauche sont à peine sensibles; disparition de l'œdème. L'épanchement du genou est presque entièrement résorbé.

Dans les articulations du côté droit, il n'y a que le poignet et les articulations des doigts qui sont douloureuses et un peu œdématiées.

Appétit assez bon. Selles régulières.

Les urines sont peu colorées. Temp. 37,2. P. 65.

Le 3. Toutes les articulations sont indolores. L'épanchement du genou gauche est résorbé en totalité; l'œdème du poignet est dissipé; le malade se lève; il n'a pas la moindre sensation désagréable du côté de l'estomac; appétit et digestion excellents. Temp. 37°. P. 60.

Les urines sont peu colorées. Réaction manifeste de la présence de la résorcine modifiée.

On cesse le traitement.

5. Le malade sort tout à fait guéri.

Obs. IV.

Le nommé Jean R..., âgé de 35 ans, exerçant le métier d'ébéniste, entra à l'hôpital Saint-Antoine le 7 février 1881, service de M. Dujardin-Beaumetz, salle Saint-Lazare, n° 2.

Antécédents. — Parents non rhumatisants. Blennorrhagie, chancre mou et chancre syphilitique en 1868; accidents secondaires plus tard. En 1871, première attaque de rhumatisme articulaire généralisé; durée de la maladie, un mois et demi. Deuxième attaque en 1879, traitée par le salicylate de soude; durée, trois semaines.

Il est souvent exposé à l'humidité.

Depuis quatre jours il est tombé de nouveau malade, il éprouve des frissons, de la fièvre et des douleurs dans les genoux; les jours suivants, les douleurs se sont manifestées dans les articulations des pieds.

Etat actuel.— 8 février. Malade assez bien constitué; transpiration abondante; les articulations des genoux, les tibio-tarsiennes et celles du poignet gauche sont rouges, un peu œdématiées et douloureuses; les mouvements sont très pénibles; l'appétit est assez bon; pas de constipation.

Cœur. — Bruits un peu irréguliers. Temp. 39°. P. 90.

Administration de 2 grammes de résorcine, en potion prise en quatre fois, et continuation du même traitement les jours suivants.

Le 9. Les douleurs des articulations du membre inférieur droit sont complètement apaisées. Les mouvements sont devenus très faciles.

L'articulation tibio-tarsienne gauche est indolore, tandis que dans le genou du même côté il s'est produit un léger épanchement; douleur à ce niveau par la pression. Les membres supérieurs sont dans le même état. Temp. 38,8. P. 70.

Cœur. — Les bruits sont tout à fait réguliers; il n'y a pas de souffle. Urine légèrement brune.

Le 10. Peu de changements. Temp. 38°. P. 70.

Le 11. Excepté l'articulation du poignet droit, qui est rouge, enflée et douloureuse, toutes les autres articulations sont absolument indemnes; l'épanchement du genou gauche est entièrement résorbé. Temp. 37,6. P. 70.

Urine brunâtre; traitée par le perchlorure de fer, elle donne un précipité blanc abondant; ensuite le précipité se redissout, et l'urine prend une coloration brune foncée.

Le 12. Même état. Temp. 37,6. P. 70.

Le 13. L'œdème du poignet et de la moitié du côté droit a complètement disparu; leurs articulations sont peu sensibles à la pression. Appétit et digestion très bons. Temp. 37°. P. 65. Les urines donnent la même réaction.

Le 14. La guérison se maintient; il n'y a pas la moindre douleur spontanée ou provoquée; l'appétit est excellent, la digestion facile. Temp. 37°. P. 60. Cessation du traitement.

Le malade sort le lendemain complètement guéri.

Obs. V.

Le nommé Joseph Ger..., âgé de 27 ans, plombier, entra le 7 février 1881 à l'hôpital Saint-Antoine, service de M. Dujardin-Beaumetz, salle Saint-Lazare, n° 26.

Antécédents.— Pas de rhumatisants dans la famille. Depuis longtemps il est sujet à des attaques de rhumatisme articulaire généralisé.

La première fois il en avait été atteint à l'âge de 8 ans; la deuxième, il y a trois ans, à la suite de laquelle il était resté à l'hôpital pendant deux mois et demi, il fut traité par le salicylate de soude, par des frictions et des vésicatoires. La troisième, il y a un an, il fut alité pendant un mois et demi, et traité par le salicylate de soude, jusqu'à 10 grammes par jour. Il était soulagé un peu, mais les douleurs revenaient facilement. En même temps il a eu de l'endocardite.

Il est exposé à l'humidité et aux refroidissements.

Il y huit jours, il avait commencé à éprouver des frissons, de la fièvre et quelques douleurs vagues dans les genoux; et depuis cinq jours, les douleurs s'accentuant, il a été forcé de quitter son travail et d'entrer à l'hôpital.

Etat actuel, 8 février. — Le malade est pâle, de constitution débile; sa langue est chargée, il a peu d'appétit, des sueurs abondantes. Les articulations des genoux, les tibio-tarsiennes, celles de l'épaule droite, du coude du même côté et celles des doigts, sont douloureuses au plus petit mouvement et par la pression ; il n'y a pas d'œdème.

Cœur. — Souffle systolique au premier temps, à la pointe. Temps 38°. P. 75.

Traitement. — Potion avec la résorcine, 2 grammes. Les urines sont jaunâtres, épaisses.

Le 9. Transpiration est abondante, surtout vers le soir. Les articulations sont beaucoup moins douloureuses; le malade peut supporter une pression même un peu vive; rien du côté de l'estomac. Temp. 37,6. P. 65. Urines à peine troubles, peu colorées.

Le 10. Même état. Temp. 37,2. P. 65.

Le 11. Toutes les articulations sont absolument indolores, et les mouvements très faciles; appétit très bon.

Pas de constipation. Temp. 37,5. P. 65.

Urines légèrement brunes; on ne peut pas trouver la réaction violette de la résorcine.

Le 12. La guérison se maintient. Temp. 37,2. P. 60. Les urines sont les mêmes. On cesse le traitement.

Le 13. Temp. 37°. P. 60. Sortie.

Obs. VI.

Le nommé Louis Chev..., âgé de 16 ans, garçon de restaurant, entra le 7 mars 1881 à l'hôpital Saint-Antoine, service de M. Dujardin-Beaumetz, salle Saint-Lazare, n° 2.

Antécédents. — Né à Paris; sa mère est sujette au rhumatisme. A l'âge de 11 ans, il avait été atteint pour la première fois de rhumatisme articulaire aigu; en même temps il avait de la chorée. La maladie avait duré trois mois, et à la suite il a toujours gardé quelques mouvements choréiformes qui ne sont bien appréciables que lorsque le malade est émotionné. A l'âge de 14 ans, seconde attaque de rhumatisme, dont la durée avait été d'un mois.

Depuis quatre jours, il a recommencé à éprouver des douleurs rhumatismales qui tendent à se généraliser.

Etat actuel, 8 mars.— Jeune homme de constitution peu robuste, facilement impressionnable; se plaint des articulations des membres inférieurs et supérieurs, qui sont le siège d'un léger œdème et de douleurs tellement intenses, qu'il peut à peine supporter le poids des couvertures; les mouvements choréiques se sont accentués et occupent surtout quelques muscles du thorax et des membres supérieurs; les contractions des muscles sont assez pénibles, et se produisent assez fréquemment pour que le malade en souffre. Langue blanche, chargée; pas d'appétit.

Cœur. Bruit de souffle systolique au 1er temps, à la pointe. Temps 39,4. P. 100.

Traitement. — 1° Potion avec 2 grammes de résorcine;

2° Potion avec chloral, 2 grammes.

3° Les douleurs sont toujours généralisées. Les mouvements choréiques sont moins accentués. Sommeil assez bon, pas d'appétit. Rien de particulier du côté de l'estomac. Temp. 39°. P. 90.

Urine très chargée, brunâtre. Il n'y a pas de réaction manifeste par le perchlorure de fer.

On cesse l'administration du chloral.

Le 10. Légère amélioration. Les douleurs sont beaucoup moins vives. Temp. 38°. P. 80.

Le 11. L'amélioration est notable; le malade ne souffre presque plus. Les mouvements dans les articulations sont assez faciles et peu pénibles; il n'y a presque pas de mouvements choréiques. Temp. 38°. P. 75.

Le 12. Le malade demande à manger et à se lever; les articulations sont tout à fait libres et indolores.

Cœur. — Même état.

Urine foncée, sans dépôt; on ne peut pas trouver la réaction de la résorcine.

Le 13. Très bon état. Temp. 38°. P. 70.

Le 14. Le malade, s'étant refroidi, ressent quelques douleurs faibles dans le coude droit. Urine légèrement rouge et trouble. Temp. 37,6. P. 65.

Le 15. Même état. Le malade n'a pas pris sa potion.

Le 18. Diminution notable des douleurs; à peine aperçoit-on quelques mouvements choréiformes. Temp. 37,5. P. 75. Urine sans dépôt. Continuation du même traitement.

Le 19. Disparition des douleurs; cœur rien de particulier. Temp. 37,5. P. 70.

Le 22. Le malade ne ressent plus aucune douleur; toutes les articulations sont indemnes; appétit et digestion très bons; selles régulières. Temp. 37,2. P. 65. Urine brunâtre. Pas de réaction manifeste.

Le 26. La guérison persiste, l'état général est excellent. Temp. 37° 6. Puls. 65. Cessation du traitement. Le patient est resté encore quelques jours à l'hôpital, pour aller ensuite à l'Asile de convalescence et n'a pas présenté de phénomènes morbides, à part les rares, mouvements choréïques, qu'il conserve, du reste, toujours.

Nous savons bien que ce n'est pas avec un aussi petit nombre d'observations qu'il est possible d'avoir des notions claires et précises sur l'action de la résorcine dans le rhumatisme articulaire aigu, généralisé.

Une longue expérimentation clinique est absolument nécessaire, et nous espérons qu'elle ne manquera pas de se réaliser. Néanmoins, dès à présent, nous n'hésitons pas à placer la résorcine dans le voisinage du salicylate de soude. La dose employée, qui variait de 1 à 2 grammes, pourra être facilement dépassée, surtout en la fractionnant convenablement pour éviter l'irritation du côté de l'estomac; ou, si pareille chose arrivait, employer la méthode de M. Bochefontaine, qui consiste à envelopper les articulations malades avec des compresses imbibées d'une solution peu concentrée de 2 à 5 pour 100 de substance médicamenteuse et à les entourer de taffetas gommé. Méthode avantageuse et très praticable, puisque nous savons que la résorcine, même en solution très concentrée, ne produit aucun effet notable et fâcheux sur la peau pourvue de son épithelium.

Les douleurs disparaissent assez rapidement dans l'espace de deux à trois jours, et nous croyons que si les doses étaient plus élevées, nous aurions pu obtenir des effets plus prompts. Malgré cela, nous avons toujours remarqué la disparition complète des phénomènes inflammatoires dans l'espace de une à deux semaines au maximum.

Des épanchements dans les articulations des genoux avaient été résorbés très rapidement, comme on peut le voir dans les Observations II, III et IV.

La température s'abaissait graduellement de quelques dixièmes de degré, jusqu'à ce qu'elle arrive à l'état normal, mais jamais d'une manière brusque, et de quantités considérables. Nous avons expliqué plus haut la raison pour laquelle nous n'avons pas pu observer cet abaissement brusque et notable, consigné par M. Lichtheim.

Le nombre des pulsations diminue aussi très nettement

surtout au moment de la guérison; alors il atteint le chiffre de 60 chez tous les convalescents indistinctement et parfois même celui de 55, ainsi que nous l'avons observé dans plusieurs cas de typhus abdominal en convalescence.

A part quelques exceptions, il ne nous a pas été donné de constater nettement la présence de la résorcine dans les urines, qui souvent se colorent en brun plus ou moins foncé; probablement, suivant le degré d'élévation de la température du malade. De ce qui précède, nous avons pu voir que la résorcine a une influence salutaire sur le rhumatisme articulaire aigú. Mais il est nécessaire qu'un grand nombre de recherches soient faites, pour connaître avec précision sa puissance antirhumatismale.

La résorcine vient d'être utilisée dans les fièvres intermittentes, d'abord par M. Lichtheim (1) et ensuite par M. O. Kahler (2), à la dose de 2 à 4 grammes à la fois et répétés, s'il y a lieu, dans la journée.

Prise au début de l'accès, elle produit une atténuation notable des phénomènes morbides, souvent même leur suppression complète et amène la guérison.

Suivant ces observateurs, le grand avantage de la résorcine consiste dans son absorption, pour ainsi dire, instantanée dans son action immédiate, ce qui permet de l'administrer même au milieu de l'accès. Cette action prompte et efficace est contrôlée par la diminution ra-

(1) Loc. cit.

(2) Allgem. Med. central Zeitung, 1880, p. 97-98; et Paris médical, 3 mars 1881.

pide et certaine de volume de la rate. La résorcine peut donc être classée au même rang que la quinine. Les observations sur ce sujet ne sont pas encore assez nombreuses pour permettre de conclure définitivement. Pour ce qui nous concerne, nous n'avons pas eu malheureusement l'occasion de constater ces heureux effets de la résorcine. Il est bien certain que, dès le jour où la propriété fébrifuge de la résorcine sera reconnue réelle et évidente, la thérapeutique médicale sera dotée d'un puissant agent d'une très facile application.

La résorcine en solution aqueuse étendue de 1 à 2 pour 100, n'ayant aucune action irritante, comme l'acide phénique, sera utilement employée en pulvérisations, dans les affections chroniques des voies respiratoires, surtout dans la phthisie pulmonaire à marche lente et progressive et dans la gangrène du poumon.

Dans les maladies catarrhales chroniques des voies urinaires, surtout lorsque l'altération de l'urine, séjournant dans la vessie, pourrait causer des accidents sérieux, la résorcine peut être appliquée localement ou prise à l'intérieur à petites doses renouvelées plusieurs fois dans la journée.

Dans la sciatique invétérée, des injections intra-musculaires de solutions contenant 10 à 20 pour 100 de résorcine peuvent produire une dérivation locale salutaire.

M. Soltmann (1) a expérimenté avec succès la résorcine dans la choléra infantile, à la dose de 0, 10 à 0, 30

(1) resl. Aerztliche Zeitschr., n° 24, 1880; et Gazette médicale, Paris, 9 mars 1881.

centigr. dans 60 grammes de liquide, chez les enfants au-dessous de 13 ans. Les vomissements s'arrêtaient; le flux diarrhéique diminuait et cessait sous l'influence du médicament et les voies digestives reprenaient rapidement leurs fonctions normales sans que la résorcine ait jamais causé d'effets toxiques à l'instar de l'acide phénique,

Dans la dysentérie et les affections du rectum, nous croyons que la résorcine employée en lavements est appelée à rendre de grands services.

Enfin, M. J. Andeer (1) l'a utilisée dans le catarrhe et la dilatation de l'estomac, en pratiquant des lavages désinfectants au moyen de la pompe stomacale et avec des solutions au 1/200e.

Presque tous les succès obtenus dans les applications internes de la résorcine émanent des propriétés éminemment antifermentescibles et antiseptiques du médicament.

CHAPITRE II.

APPLICATIONS EXTERNES.

Ainsi que nous venons de le voir, les applications internes de la résorcine peuvent déjà être assez nombreuses, mais le véritable terrain sur lequel elle fécondra avec succès, c'est le terrain chirurgical.

(1) Die Anwendung des Resorcins bei Magenleiden. (Separat. Abdruck aus der Zeitschrift fur Klinische medicin, Bd. II, Heft 2).

Là, nous basons tout notre espoir, en prenant en considération les cas, malheureusement trop peu nombreux, dans lesquels nous avons pu observer ses effets utiles et efficaces, grâce à la bienveillance de notre maître, M. Perier, qui a bien voulu l'expérimenter dans son service de l'hôpital Saint-Antoine, où nous avons recueilli les observations qui suivent :

Dans ce cas, agissant en connaissance de cause et sachant quelle est l'action de la résorcine sur les organismes, sur les tissus et les modifications qu'elle y apporte, on sera libre d'entreprendre une vaste expérimentation telle qu'on l'entend aujourd'hui.

Examinons donc les quelques observations que nous avons pu recueillir et qui indiquent assez clairement l'influence curative de la résorcine, appliquée sur les plaies ou ulcérations de diverses natures.

Obs. I. — *Ulcère variqueux.*

Le nommé Bus... (Alphonse), âgé de 59 ans, exerçant la profession de porteur aux Halles, entra le 9 novembre 1880 à l'hôpital Saint-Antoine, service de M. Périer, salle Saint-Christophe, n° 44.

Antécédents. — Il y a une trentaine d'années il commençait à avoir des ulcères sur la jambe gauche, lesquels guéris plusieurs fois ont toujours récidivé, parce qu'il continuait à exercer son pénible métier.

Il y a quatre mois les ulcères s'étaient de nouveau formés ; deux mois après il entrait à l'hôpital, où il avait été traité par l'application de l'acide borique ou de la glycérine chloralée. Ce traitement, continué pendant deux mois, n'a donné aucun résultat satisfaisant.

Etat actuel aujourd'hui 13 janvier 1881. — Les ulcères présentent le même aspect qu'au début ; ils ont une coloration blafarde, livide, sans tendance réparatrice. Ils siègent au niveau du tiers inférieur des faces interne et externe de la jambe gauche, au nombre de deux. L'ulcère interne, plus étendu que l'externe, a les dimensions de la paume de la main ; l'ulcère externe occupe une étendue moitié moindre; sur le pourtour, la peau est foncée, livide, couleur lie de vin ; de nombreuses varices existent sur les membres inférieurs.

Pour avoir des résultats comparables, l'ulcère interne le plus étendu est pansé avec une solution aqueuse de résorcine à 1 pour 100, et l'ulcère externe avec de la glycérine chloralée. Le pansement est renouvelé tous les jours.

Le 27. Depuis l'application de la résorcine, la plaie ulcérée a changé d'aspect ; elle est rouge, bourgeonnante, et la cicatrisation s'effeetue assez rapidement.

Aujourd'hui l'ulcère interne occupe une étendue de 1 centimètre de large sur 6 de long. L'ulcère externe a diminué de moitié ; la cicatrisation est très avancée.

10 février. Les deux ulcères sont presque complètement cicatrisés ; à peine s'il persiste une surface bourgeonnante de 1 centimètre sur 2. Occlusion par le diachylon, et sortie du malade

Obs. II. — *Ulcère de jambe scrofuleux.*

La nommée Elise C..., âgée de 17 ans, couturière, entra le 8 février 1881, à l'hôpital Saint-Antoine, service de M. Périer, salle Sainte-Marguerite.

Antécédento. Elle était restée pendant douze ans à l'hôpital Sainte-Eugénie pour une coxalgie droite et plusieurs abcès du même côté. Aujourd'hui on voit des larges cicatrices sur la face postérieure de la cuisse et le membre est raccourci de 5 centimètres.

Il y a deux mois, elle avait commencé à éprouver des élancements sur la partie moyenne et antérieure de la jambe droite, au niveau du bord antérieur du tibia; en même temps il s'est form un petit abcès qui s'est ulcéré est l'ulcère s'et aggrandi au bout de quatre jours dans les dimensions qu'il présente aujourd'hui.

Depuis, jusqu'à son entrée à l'hôpitalelle avait continué à panse la plaie avec de l'eau phéniquée. Au bout d'un mois, l'ulcère s'était cicatrisé; mais depuis huit jours, à la suite de grandes fatigues, il s'est ouvert de nouveau.

État actuel, aujourd'hui 9 février. — Il occupe les dimensions primitives, de 2 centimètres de large sur 2 et 1/2 de long. Le fond est jaunâtre et il s'en écoule beaucoup de pus; les bords sont élevés, épais et rougeâtres, et se continuent avec le fond ; la partie sous-jacente du tibia est intacte. A quelques centimètres plus loin et en dehors, il se forme un petit furoncle dont le centre est suppuré.

Pansement avec une solution de résorcine de 1 pour 100 qu'on renouvelle tous les jours.

Le 12. Le furoncle est ouvert au bistouri et se cicatrise rapidement. La surface ulcérée bourgeonne d'une manière normale ; la suppuration est tarie.

Le 14. Le bourgeonnement devient exubérant ; le fond est élevé et dépasse les bords de l'ulcère; les bourgeons saignent facilement, la plaie a un très bon aspect, pas de suppuration.

Le 18. On cautérise les exubérants et saignants avec du nitrate d'argent ; la cicatrisation est avancée.

Le 20. L'ulcère est entièrement cicatrisé ; on cesse le pansement.

Le 22. La malade sort guérie.

Obs. III. — *Ulcère phagédénique de l'aine.*

La nommée B... (Elisa), âgée de 21 ans, domestique, entra le 25 novembre 1880 à l'hôpital Saint-Antoine, service de M. Périer, salle Sainte-Marguerite, nº 4.

Quelques jours avant son entrée, à la suite d'une écorchure qu'elle a eu au talon du pied gauche, au dire de la malade, elle a eu une lymphangite, et au bout d'une semaine il était survenu une adénite suppurée de l'aine.

Le bubon, de la grosseur d'une petite pomme, fut incisé par M. Périer, le lendemain même de l'entrée de la malade à l'hôpital.

Application de cataplasmes au début.

La plaie avait continué à s'agrandir en surface et en profondeur, et graduellement elle avait acquis l'étendue de la paume de la main ; elle était devenue anfractueuse, à bords décollés et profonds;

on pratiqua le drainage avec une solution phéniquée pendant cinq jours, et ensuite le drain fut retiré et on appliqua une pâte de camphre à l'alcool. Ce pansement a été continué pendant un mois jusqu'au 15 janvier 1881.

A cette époque la plaie avait diminué à peu près de la moitié de son étendue et de sa profondeur, mais d'une manière très lente ; la suppuration persiste encore.

A partir du 15 janvier on pratique le pansement de la plaie avec de la gaze imbibée d'une solution de résorcine à 1 pour 100, et la partie malade est entourée de taffetas gommé.

Le pansement est renouvelé tous les jours.

Depuis, la plaie avait continué à diminuer d'étendue et de profondeur. La suppuration se tarissait et était devenue nulle.

Aujourd'hui 30 janvier, elle occupe le tiers de la place qu'elle occupait il y a quinze jours. Elle présente une étendue de 3 centimètres de long sur 1 de large ; elle est unie, le bourgeonnement s'effectue normalement et rapidement ; les bords sont lisses et se continuent avec la plaie ; il n'y a pas la moindre anfractuosité. La suppuration est complètement tarie ; la peau au pourtour est rougeâtre dans une étendue de 10 centimètres sur 5. Continuation du pansement.

4 février. L'ulcération occupe une étendue de 2 centimètres sur quelques millimètres de largeur. La cicatrisation s'effectue rapidement, l'aspect de la plaie est excellent.

Le 7. La cicatrisation est complète, on cesse le pansement.

Le 8. La malade est complètement guérie.

Obs. IV. — *Adénite chancreuse ulcérée.*

Le nommé Cib..., (Jean), âgé de 31 ans, exerçant le métier de maçon, entra à l'hôpital Saint-Antoine le 11 décembre 1880, service de M. Périer, salle Saint-Christophe, n° 27.

Cinq mois auparavant il avait eu plusieurs chancres mous sur le pénis. Deux mois après lorsque les chancres étaient en voie de guérison, à la suite de fatigues, il avait commencé à éprouvé des douleurs lancinantes au niveau de l'aine gauche, des tumeurs s'étaient formées à ce niveau, rouges et très douloureuses, dont l'une ayant suppuré, s'était ouverte quelques jours plus tard. Le malade se soignait chez lui, mais la suppuration ne tarissant pas, il a été forcé d'entrer à l'hôpital.

Dix jours après son entrée, d'autres ganglions avaient suppuré et avaient été ouverts au bistouri. Traité d'abord par des cataplasmes et de la teinture d'iode pendant 15 jours, on avait ensuite pansé les ulcères avec l'iodoforme en poudre; malgré cela, les douleurs lancinantes continuaient et les plaies restaient béantes, suppurant continuellement et aucun mouvement réparateur ne se manifestait.

Aujourd'hui, 14 janvier 1881. Les ulcérations au nombre de trois à bords décollés, anfractueux, occupant chacune une étendue de 3 à 4 centimètres, n'ont aucune tendance à la cicatrisation et suppurent abondamment. On commence à les panser chaque jour avec une solution de résorcine à 1 pour 100, appliquée directement avec un pinceau de charpie et ensuite on les couvre avec de la gaze imbibée dans la même solution et entourée de toile gommée.

Le 15. Les douleurs se sont calmées; les plaies ont meilleur aspect et prennent une coloration légèrement blanchâtre pendant l'application de la résorcine. La suppuration se tarit rapidement.

Le 20. Amélioration notable. Les ulcérations n'ont presque plus de profondeur et elles ont diminué de moitié; il n'y a pas trace de suppuration, la cicatrisation s'effectue normalement.

Le 27. Les deux ulcérations latérales sont entièrement cicatrisées; celle du milieu, située au niveau du pli de l'aine, présente encore un point à peine perceptible.

Le 28. La cicatrisation est terminée, aucune trace d'ulcération ne persiste. On cesse le pansement.

Le 30. Le malade sort guéri.

Nous ajouterons encore deux observations d'application locale de la résorcine, observations que nous avons prises dans le service de M. Dujardin-Beaumetz.

Obs. V. — *Ulcération de l'amygdale.*

Jeune enfant âgée de 4 ans et 3 mois, venant à la consultation externe, faite dans le service de M. Dujardin-Beaumetz, salle Sainte-Agathe.

A l'âge de 2 ans elle a eu la coqueluche. Il y a dix-huit mois, elle a maigri considérablement sans cause connue. A 3 ans 1/2 elle a eu un abcès froid à la partie supérieure et externe de la cuisse droite; pas de coxalgie; l'abcès ouvert à cette époque est aujourd'hui complètement cicatrisé.

Il y a dix-huit jours, l'enfant avait commencé à souffrir de la gorge, on lui avait fait des applications de jus de citron, de chlorate de potasse, etc., sans aucune amélioration.

Etat actuel. Le 28 décembre. Enfant de belle apparence et assez bien constituée; en examinant sa gorge on constate, sur l'amygdale gauche, la présence d'une ulcération de la largeur d'une pièce de 20 centimes recouverte d'un enduit grisâtre pultacé. Le reste de la cavité buccale est en assez bon état.

Quelques ganglions au niveau du côté correspondant du cou.

Cautérisation tous les jours avec une solution saturée de résorcine.

Le 29. Même état. Elle a souffert très peu.

Le 30 L'ulcération tend à diminuer d'étendue, l'enduit pultacé existe à peine; pas la moindre douleur, même après l'application.

Pendant trois jours l'enfant n'était pas venue se faire cautériser.

4 janvier 1881. L'amélioration persiste; l'ulcération se cicatrise rapidement.

Le 6. Il existe encore un point à peine visible.

Le 8. L'amygdale a repris son aspect normal; l'enfant ne souffre plus de la gorge. On cesse le pansement.

Obs. VI. — *Angine diphthéritique.*

La nommée Guil... (Madeleine), âgée de 26 ans, modiste, entre à l'hôpital Saint-Antoine, le 6 décembre 1880, service de M. Dujardin-Beaumetz, salle Sainte-Agathe, nº 13.

Elle n'avait jamais été malade, elle n'est pas sujette aux maux de gorge.

Il y a quatre jours, s'étant refroidie en sortant du bain, elle avait éprouvé des frissons une fièvre intense, et ensuite de la difficulté à avaler; les jours suivants la duglutition était devenue très douloureuse et extrêmement pénible. La malade déclare que, ni dans la maison où elle demeure ni à l'atelier, elle n'a connu de personnes atteintes de la même maladie ou du croup.

A son entré à l'hôpital, le 6 décembre, nous constatons une angine diphthéritique très nette. Les amygdales sont enflées et douloureuses; elles sont recouvertes de nombreuses plaques de fausses membranes, épaisses, grisâtres et très adhérentes, ainsi que les piliers antérieurs; sur l'amygdale gauche elles sont beaucoup plus étendues; la luette est complètement encapuchonnée jusqu'à sa base et très allongée, le voile du palais est aussi recouvert. La déglutition des solides est impossible, celle des liquides assez pénible.

La fièvre n'est pas très intense. Temp. ax. 38,5.

Le jour même on pratique avec un pinceau sur les plaques diphthéritiques un badigeonnage avec une solution de résorcine au 1/100 et en même temps on fait des pulvérisations, dans la cavité buccale, d'un solution au 1/200, trois fois dans la journée et une fois dans la nuit.

Le 8. Légère amélioration. Les plaques tendent à diminuer d'étendue et d'épaisseur; continuation du même traitement.

Le 9. La luette commence à se dégager; sa face postérieure est un peu plus recouverte que l'antérieure; sur l'amygdale et le pilier droits, les plaques sont beaucoup moins nombreuses que sur le gauche.

Le 10. Sur le pilier antérieur droit et l'amygdale, il n'existe plus de plaques; à peine voit-on quelques fausses membranes sur la face postérieure de la luette. Sur le pilier postérieur gauche, la large plaque diphthéritique a diminué beaucoup d'étendue; la déglutition est moins douloureuse.

Le 11. Notable amélioration. Un peu de nasonnement.

Le 12. Il n'existe plus de fausses membranes que sur une

petite étendue du pilier antérieur gauche; le nasonnement est plus marqué.

Le 13. L'inflammation des amygdales est tout à fait éteinte; elles ont repris leur volume primitif; la luette est complètement dégagée et revenue sur elle-même; il n'existe plus qu'un petit point grisâtre sur la partie supérieure du pilier antérieur gauche. La malade demande à manger, elle déclare que pendant la déglutition une partie des liquides revient par le nez.

Le 14. On ne constate plus la présence de plaques diphthéritiques, ni sur les piliers ni sur les amygdales. Déglutition assez facile.

Cessation du traitement par la résorcine. Electrisation du voile du palais.

Le 16. Le nasonnement diminue, les liquides reviennent moins facilement par le nez.

Le 24. La malade est tout à fait guérie. A part un peu de nasonnement qu'elle garde encore, la déglutition est normale. Sortie.

Nous venons de voir que la résorcine influe considérablement sur l'évolution ultérieure des ulcères de mauvaise nature, influence qui est en rapport et conforme aux données que nous possédons sur cette substance.

Une application journalière de solutions étendues, par exemple de 1 pour 100, détermine une excitation utile et réparatrice dans des plaies atones, restant absolument stationnaires et présentant un aspect pâle et livide, telles que les ulcères de jambe variqueux, les ulcères scrofuleux, etc. (Obs. I, II, V.) Les plaies changent rapidement d'aspect, elles deviennent rouges, colorées; la circulation se fait plus rapidement, la suppuration se tarit vite, l'odeur disparaît et le mouvement réparateur commence à s'effectuer normalement. Les bourgeons se développent, leur vascularisation augmente, et même parfois il peu avoir une exubérance nutritive et alors il se fait un développement excessif de bourgeons, qui deviennent tellement vascularisés, qu'ils saignent au moindre contact. (Obs. II).

La cicatrisation, de lente et même nulle qu'elle était, progresse graduellement et l'ulcération se rétrécit, diminue de profondeur, ses bords se rapprochent, se confondent avec le fond et la peau reprend à la fin son état normal. Ce succès est obtenu, même lorsque l'ulcération est déjà ancienne et a été traitée antérieurement avec d'autres substances très actives, telles que la teinture d'iode, l'iodoforme, l'acide phénique, le camphre et le chloral. Ce qui nous permet de dire que la résorcine peut égaler leur pouvoir réparateur et modificateur, et même être utile lorsque l'une d'elles a échoué auparavant.

Ces mêmes phénomènes, nous les avons observés sur des ulcérations de mauvaise nature chancreuse ou phagédénique (Obs. III et IV). Là, où la plaie n'avait aucune tendance réparatrice, où la suppuration était abondante et continue, où le malade souffrait de cet état stationnaire, affaiblissant et favorable à l'infection, la résorcine employée dans les mêmes proportions amenait promptement la disparition des douleurs, la diminution et l'arrêt de la sécrétion purulente, et en dernier lieu, la cicatrisation définitive d'ulcères ouverts et suppurants depuis des mois.

Nous avons eu aussi l'occasion d'observer une ulcération de nature scrofuleuse de l'amygdale, chez un enfant de 4 ans (Obs. V), traitée d'abord par le chlorate de potasse sans aucun résultat, et guérie ensuite rapidement par une solution très concentrée de résorcine à 90 pour 100 et sans aucune irritation consécutive à son application.

Enfin un cas d'angine diphthéritique très nette, traitée et guérie par l'emploi de pulvérisations d'une solution faible 1/200e, au repétées plusieurs fois dans la journée et par l'application directe, au moyen d'un pinceau, d'une solution au 1/100e.

Les fausses membranes diphthéritiques, qui occupaient tout le voile du palais, la luette et les amygdales, avaient été détruites rapidement et la guérison était complète au commencement de la deuxième semaine, après huit jours de traitement non interrompu.

Depuis quelque temps déjà notre maître M. Dujardin-Beaumetz emploie avec succès des solutions concentrées de résorcine sur des ulcérations syphilitiques ou d'autre nature et dans les affections utérines et vaginales. Les muqueuses touchées avec une solution saturée prennent immédiatement une coloration blanchâtre opaque, comparable à celle de la cautérisation par le nitrate d'argent, mais à part la chute et le renouvellement de l'épithélium, la cautérisation n'est pas assez profonde pour déterminer la formation d'un eschare, comme il arrive avec l'acide phénique. Il se produit plutôt une modification propice de la surface ulcérée qu'une cautérisation profonde et étendue, ce qui permet de limiter facilement son action, lorsqu'on ne cherche à produire qu'une détersion favorable, au lieu d'une cautérisation impossible à limiter, comme il arrive avec le plus grand nombre des caustiques.

De sorte que toutes les fois que des solutions de continuité des tissus produites par des causes morbides ou artificiellement ne donnent aucun signe de vitalité ou possèdent une exubérance nuisible et sécrètent des liquides capables d'irriter les parties voisines et de les enflammer; toutes les fois qu'on cherche à empêcher la transformation septique et infectieuse du pus; toutes les fois, en un mot, qu'on désire obtenir une cicatrisation prompte et exempte de complications désastreuses, par une intoxication quelconque, nous conseillons d'employer la résorcine, qui est un excellent antifermentescible, un antiseptique égalant la force de l'acide phénique et un bon antiputride.

CHAPITRE III

TUDE COMPARATIVE DE L'ACIDE PHÉNIQUE ET DE LA RÉSORCINE.

Nous n'allons pas nous étendre longuement sur ce sujet; les propriétés de l'acide phénique sont trop connues pour qu'il soit nécessaire de les décrire en détail; nous ne désirons que faire ressortir les avantages et les inconvénients de ces deux substances appartenant à la même famille chimique.

Nous avons dit que l'avenir de la résorcine se basait

surtout sur ses propriétés destructives des organismes inférieurs, qui sont la cause morbide de la plupart des affections médicales et chirurgicales et de leurs complications.

Nous savons aussi que l'acide phénique possède les mêmes propriétés, à un très haut degré; propriétés mises en relief par son utilisation journalière, mais cette extension même de son emploi nous a démontré, dès le début, qu'il possédait également de graves inconvénients non-seulement physiques, ce que nous n'aurions pas pris en considération, si, en même temps, il n'avait pas des inconvénients physiologiques graves, lesquels ont souvent été la cause de désastres irréparables. Il suffit d'ouvrir tous les journaux ou recueils scientifiques français et étrangers, pour pouvoir y constater un nombre considérable de cas d'empoisonnement avec des doses d'acide phénique très-divergentes et ayant produit des effets variables, parce que cet agent possède une puissance toxique considérable, laquelle n'est pas encore fixée d'une manière précise. D'après les expériences de MM. Kuester et Max-Marckwald (1), elle serait de 0,076 pour 100 du poids du corps du chien seulement.

Dans l'excellent livre de MM. Nothnagel et Rossbach (2) nous lisons : « *Chez l'homme adulte..... la dose de* 1 à 2 *grammes de phénol ne doit pas être considérée comme inoffensive, qu'elle ait été absorbée par la peau ou par les mu-*

(1) Berlin. Klin. Wochens, VIIe congrès de la Société allem. de chirurg., 10 avril 1878.

(2) Loc. cit., p. 417 et 418.

queuses. » Et plus loin : « *Chez l'homme, une dose non mortelle entre* 0 *gr.* 5 *et* 2 *grammes, provoque les phénomènes suivants : vertiges, légère stupéfaction, bourdonnement d'oreilles, dûreté de l'ouïe, fourmillements, sentiment de faiblesse très accentué;* » et plus bas, « *nausées et vomissements.* » Eh bien, est-il besoin de faire d'autres citations pour démontrer l'influence éminemment toxique de l'acide phénique chez l'homme ? Avons-nous observé rien d'analogue dans les nombreux cas traités par la résorcine et avec des doses supérieures à celles qui sont réputées nuisibles pour le phénol ? Non, certes.

La coloration brune de l'urine ne peut pas être considérée comme un indice d'intoxication, pas même pour l'acide phénique; puisqu'on l'observe presque toutes les fois que la résorcine a été ingérée même à des doses tout à fait inoffensives.

Quant aux inconvénients physiques de l'acide phénique, en premier lieu nous remarquons son odeur penétrante et insupportable, laquelle nous poursuit partout, et dont on peut difficilement se débarrasser ; ensuite sa causticité plus grande gêne beaucoup son emploi à l'état concentré, puisque des solutions de 5 pour 100 agissent même sur la peau intacte. Enfin sa solubilité dans l'eau, inférieure de moitié à celle de la résorcine, empêche de l'employer en toutes proportions.

Nous croyons donc que la résorcine, à cause de ses propriétés manifestement antifermentescibles et antiputrides, sa toxicité beaucoup moindre, sa solubilité extrême, sa causticité très inférieure, son odeur à peine sensible même à l'état pur, pourra être avantageusement utilisée dans la chirurgie antiseptique au lieu et place de l'acide phénique dont les dangers sont si manifestes.

CHAPITRE IV

PHARMACOLOGIE, POSOLOGIE.

Un des grands avantages de la résorcine est de pouvoir être employée sous presque toutes les formes pharmaceutiques. Miscible avec tous les excipients usités, moins le chloroforme, elle ne donne aucun embarras pour la recherche de la forme sous laquelle on doit l'employer.

A l'état cristallin nous ne conseillons de l'employer à *l'intérieur* qu'à des doses minimes, au plus de 25 centig. à la fois dans du pain azyme ou mieux dans des capsules de gélatine et à des intervalles assez espacés.

Le meilleur mode d'administration à l'intérieur est de la donner en potion, à la dose de 1 à 5 pour 150 grammes de liquide pour les malades adultes qui la prennent très facilement et sans dégoût.

Sa saveur sucrée et son odeur à peine sensible permettent de l'administrer aux enfants sans aucune difficulté, mais à des doses beaucoup inférieures.

La potion doit être prise par cuillerées, toutes les demi-heures et non en une fois.

Lorsqu'on veut faire usage d'injections hypodermiques ou profondes, on peut prendre des solutions de 5 à 20 pour 100, sans aucun inconvénient. Quant aux injections rectales ou vaginales, des solutions de 1 à 2 pour 100 sont suffisantes. Pour les pansements chirurgicaux ou les pulvérisations, les mêmes quantités sont suffisantes.

Pour les cautérisations, il est nécessaire d'employer des solutions saturées ou des cristaux purs.

La résorcine mélangée à de la glycérine ou de la vaseline, constitue un excellent topique modificateur. Enfin la couleur brunâtre que donne quelquefois la résorcine appliquée en solution sur la peau peut être facilement enlevée par du jus de citron.

CONCLUSIONS

1° La résorcine, a les mêmes propriétés que l'acide phénique, l'acide salycilique et les autres substances de la série aromatique; elle est antifermentescible à 1 pour 100, antiputride à 1,50 pour 100.

2° La résorcine possède un pouvoir toxique inférieur à celui de l'acide phénique et que nous croyons pouvoir fixer assez approximativement de la manière suivante, si cette graduation était vraie pour toute la série animale.

a. De 30 à 60 centigr. par kilogr. du poids du corps de l'animal, la résorcine produit un tremblement, des convulsions cloniques et amène l'accélération de la respiration et de la circulation, le tout disparaissant dans l'espace de une heure. La sensibilité et la conscience sont intactes.

b. A partir de 60 centigr. par kilogr., des vertige

intenses et la perte de la connaissance surviennent; la sensibilité est obtuse; les convulsions cloniques sont violentes et fréquentes et se localisent surtout à la moitié antérieure du corps de l'animal. Dilatation des pupilles. La respiration et la circulation sont excessivement accélérées. La température est peu influencée.

L'état normal revient au bout de 1 à 2 heures

c. Enfin de 90 centigr. à 1 gramme par kilogr. la mort survient au bout de 30 minutes, précédée des mêmes phénomènes, beaucoup moins accentués aux membres : contractions tétaniformes des muscles de la nuque.

La température monte graduellement et sans exception jusqu'à 41° au moment de la mort.

Pas de tétanos. La rigidité cadavérique survient 15 minutes en moyenne après la cessation de la vie. La résorcine est donc un excitant du système nerveux central.

3° La résorcine n'a aucune influence sur l'état morphologique du sang, excepté lorsqu'elle est mise en contact direct et prolongé, et cela, nous croyons, de la manière dont agissent des substances peu actives.

4° C'est un médicament qu'on peut utiliser à l'intérieur et à l'extérieur dans toutes les maladies dues à des germes contagieux, ou dans les maladies qui sont favorables à leur développement et dans lesquelles on a employé les autres benzols.

La puissance antirhumastimale, fébrifuge et antithermique de la résorcine n'est pas encore bien définie, et demande des recherches multiples.

5° Nous émettons le vœu que la résorcine, à cause

de sa solubilité extrême, son odeur à peine sensible, sa toxicité beaucoup moindre, et sa causticité peu intense, soit expérimentée dans son application chirurgicale dans les mêmes conditions que l'acide phénique, dont elle ne possède pas les graves inconvénients.

INDEX BIBLIOGRAPHIQUE.

Andeer. — Das Resorcin als Antisepticum, Kausticum und Hemostaticum. Verhandlungen der schweizer. naturforsch. Gesellschaft, 61. Jahresversammlung. Jahresbericht, 1877-78. Bern. 1878.

— Einleitende Studien über das Resorcin zur Einführung desselben in die praktische Medicin. Würzburg. A. Stuber's Buch et Kunsthandlung, 1880.

— Die Anwendung des Resorcins bei Magenleiden Separat-Abdruck aus der Zeitschrift für klinische Medicin. Bd. II, Heft 2.

Baumann. — Ueber die aromatischen Aeltherschefelsaüren Archiv für Anat. u. Physiolog., p. 344, 1877, et p. 576-78, 1878, et Rev. scienc, medic., 1878, 1er fasc., p. 72.

— et Preusse. — Ueber die dunkle Farbe des Carbolharns. Archiv für Anat. u. Phys. Abtheil, p. 245-49, 1879; et Rev. scienc. medic., t. XIV, p. 507, 1879.

Brieger. — Zur Kenntniss des physiologischen Verhaltens des Brenzcatechin, Hydrochinon und Resorcins, etc. Archiv für Anatom. u. Physiolog., von His., p. 61, 1879.

Cerna. — Phenol (Carbolic acid), its poisonous effects; and the soluble sulphates as antidotes. Philadelph. medic. Times, 13 sept. 1879, et Rev. scienc. med., t. XV, p. 80, 1880.

— A note on the chemistry of phenol, and the effects of the sulphocarbolates. Philadelph. med. Times, 31 janvier 1880, et Rev. scienc. med., t. XVI, p. 41, 1880.

Ferrand (A). — De l'empoisonnement par les phénols. Ann. d'hygiène et de méd. légale, 1876, 2e série, t. XLV, 3e partie.

Gauthier. — Chimie industrielle, 1879, t. II.

Journal de chimie et de pharmacie, t. XXV, 4e série, p. 519, 1877, et t. II, p. 403, 1880.

O. Kahler. — Allgem. med. central Zeitung, 1880, p. 97, 98, et Paris medic., 3 mars 1881, p. 70-71.

Kuester. — Ueber die Giftigen Eigenschaften der Carbolssaüre bei chirurgischer Anwendung. Berlin klin. Wochens., 1878.

Lichtheim. — Correspondanz Blatter für Scheweizer Artzte, n° 14, 1880, et Tribune medic., nos 628 et 630, 1880.

Nothnagel, Rossbach. — Éléments de matière médic. et de thérapeutique. Trad. française, 1880, p. 412-23.

Primavera. — Des principales colorations que les urines subissent naturellement par l'action des médicaments. (Giornale intern. della scienze medic., Ann. 11, fasc. I, p. 92.

Soltmann. — Bresl. Aertztliche Zeitschr., n° 24, 1880, et Gaz. médic. de Paris, n° 12, p. 158, 1881.

Pharmaceustiche Zeitschriftfür Russland, 15 août et 1er sept. 1880.

Tauber. — Beitrage zur Kenntneiss über das Verhalten des Phenols in thierschen Organismus. Zeitschrift für physiologische Chemie II, Seite, 366, 1879.

Wurtz. — Dictionnaire de chimie pure et appliquée.

Paris. — A. Parent, imprimeur de la Faculté de médecine, rue Monsieur-le-Prince, 31.
A. Davy, successeur.

EN VENTE A LA MEME LIBRAIRIE

Paris. — A. PARENT, imp. de la Fac. de médec., rue M.-le-Prince, 31.
A. DAVY, successeur.

www.ingramcontent.com/pod-product-compliance
Ingram Content Group UK Ltd.
Pitfield, Milton Keynes, MK11 3LW, UK
UKHW021549260726
13993UKWH00002B/732